Soulager LA DOULEUR DE L'ENFANT

Soulager
la douleur de l'enfant

Guide à l'intention des infirmières
et des autres professionnels de la santé

Céline Pilon, M. Sc. Inf.

Hôpital Sainte-Justine

Le centre hospitalier
universitaire mère-enfant

Université de Montréal

Données de catalogage avant publication

Pilon, Céline

Soulager la douleur de l'enfant : guide à l'intention des infirmières et des autres professionnels de la santé

Comprend des réf. bibliogr.

ISBN 2-921858-56-8

1. Douleur chez l'enfant. 2. Douleur - Traitement. 3. Analgésie. 4. Douleur chez l'enfant - Mesure. 5. Douleur. I. Hôpital Sainte-Justine. II. Titre.

RJ365.P54 1998 616 : 0472'083 C98-941350-0

Responsable de l'édition : Luc Bégin

Infographie et illustrations : Madeleine Leduc

Production et distribution: Service des publications
Hôpital Sainte-Justine
3175, chemin de la Côte-Sainte-Catherine
Montréal (Québec) H3T 1C5
Téléphone : (514) 345-4671
Télécopieur : (514) 345- 4631

Adresse pour l'Europe ÉDITIONS DE L'HÔPITAL SAINTE-JUSTINE
83, avenue André Morizet
92100 Boulogne - FRANCE

Téléphone et fax : 01 55 60 70 99
Adresse électronique :
sainte-justine@france-mail.com

Diffusion France et Belgique : Casteilla/Chiron diffusion
Diffusion Suisse : Transat S.A.

ISBN 2-921858-56-8

Dépôt légal : 1er trimestre 1999
Bibliothèque nationale du Québec
Bibliothèque nationale du Canada

Afin d'alléger le texte, nous avons opté pour que le terme infirmière désigne aussi bien les hommes que les femmes qui exercent cette profession.

REMERCIEMENTS

La réalisation de cet ouvrage est le résultat de plusieurs années d'une réflexion collective sur le sujet du soulagement de la douleur de l'enfant. Je remercie de leur collaboration les enfants et les familles qui fréquentent depuis 1992 la Clinique de la douleur de l'Hôpital Sainte-Justine. C'est grâce à eux que ce projet s'est réalisé.

Mes remerciements s'adressent également à tous les membres de la Clinique de la douleur dont la responsable est le docteur Édith Villeneuve. Leurs suggestions et commentaires ont permis d'enrichir le contenu de ce guide. Il s'agit de :

- Francine Auclair, pharmacienne
- Marie-Christine Bournaki, infirmière Ph. D.
- Martine Brard, physiothérapeute
- Sylvie Charette, infirmière bachelière
- Sylvie Charlebois, infirmière bachelière
- Marie-France Côté, gestionnaire administratif
- Dr Louise Cyrenne, anesthésiste
- Nago Humbert, psychologue médical
- Chantal Legrand, infirmière bachelière
- Francine Letendre, infirmière spécialiste en néonatologie
- Dr Sylvain Mathews, anesthésiste
- Sylvie Morand, secrétaire
- Élaine Pelletier, pharmacienne
- Dr Thérèse St-Laurent, pédiatre
- Johanne Simard, infirmière bachelière
- Dr Geneviève Tellier, psychiatre
- Dr Édith Villeneuve, anesthésiste

J'offre enfin mes remerciements aux personnes qui ont bien voulu lire le document et me faire part de leurs commentaires. Je pense en particulier à Hélène Delorme qui a révisé l'ensemble du manuscrit.

Les notions exposées dans cet ouvrage reflètent des pratiques cliniques courantes au Québec. Celles-ci peuvent être différentes d'un pays à l'autre. L'auteur et l'éditeur déclinent toute responsabilité directe ou indirecte dans l'usage qui pourrait être fait du présent ouvrage.

Le présent ouvrage est une adaptation à des fins d'édition du document intitulé « La douleur chez l'enfant : programme de formation pour le personnel infirmier » qui a été approuvé, en 1997, par le Comité de la pratique en soins infirmiers de l'Hôpital Sainte-Justine.

TABLE DES MATIÈRES

PRÉFACE

D'abord il y a eu des gens... Des gens un peu fous qui voulaient croire que les choses pouvaient et devaient changer...

Aujourd'hui, presque sept ans plus tard, quelques milliers d'enfants, deux fois plus de parents et des centaines de professionnels de la santé nous ont permis de **savoir** que les choses peuvent changer...

Changer? Changer quoi? Changer la façon de traiter la douleur chez l'enfant. Mais pour s'attaquer à la douleur de l'enfant et améliorer son soulagement, il faut faire face à nos peurs et à nos mythes, apprendre à reconnaître et à évaluer la douleur à tout âge, apprendre aussi à manipuler des médicaments qu'on nous a appris à craindre et à éviter. Bref, il faut bien plus qu'un simple apprentissage théorique de quelques méthodes ou quelques « recettes », il faut **oser** utiliser les outils, **oser** croire nos patients, **oser** administrer des molécules aux noms terrifiants mais surtout, et par-dessus tout, **oser** communiquer, disséminer une pensée qui dérange et qui surprend.

Bien sûr, pour que des changements aussi profonds puissent se produire, il faut du temps, de la patience, de l'imagination, de la ténacité et quelques collègues convaincus (et disons-le, un peu fous), comme vous, avec qui **partager** les réussites mais aussi les doutes, les frustrations et les reculs qui surviendront inévitablement. Après tout, si le simple fait d'instruire et d'informer suffisait à éliminer de sombres attitudes comme le racisme ou le sexisme, nous aurions déjà réussi depuis fort longtemps. Or, l'amélioration du traitement de la douleur chez l'enfant passe par un engagement sur le terrain, au quotidien, pour **sensibiliser**, **rassurer**, et **guider** les équipes traitantes et les familles vers de nouvelles attitudes et de nouvelles pratiques face à la douleur.

Grâce à la détermination de madame Céline Pilon, infirmière clinicienne à la Clinique de la douleur de l'Hôpital Sainte-Justine depuis les premiers balbutiements, vous avez en main un outil unique qui réunit à la fois des notions théoriques et cliniques nécessaires à la compréhension de la problématique de la douleur pédiatrique ainsi que l'ensemble des dépliants et protocoles qui ont été développés et rodés pour notre clientèle ambulatoire et hospitalisée. La bibliographie vous permettra d'avoir accès à d'autres outils ou documents pertinents dont certains ont été produits par les membres de notre équipe. Cette publication ne prétend pas répondre à toutes les questions ou situations cliniques que vous pourriez rencontrer, mais elle propose un partage des connaissances et des expertises déjà acquises sur le terrain afin de **faciliter** leur application dans d'autres milieux. D'ailleurs, nous continuons ici même à élaborer des approches et des protocoles qui ont pour but d'améliorer le traitement de la douleur pour notre clientèle tout en favorisant une évolution des mentalités chez les parents et les soignants.

Ça y est, c'est aujourd'hui que ça commence! Vous avez lu, assisté à des conférences, vu un enfant de trop souffrir, accumulé des documents, repéré des acolytes dans votre milieu de travail et obtenu du temps libéré (bon, je sais que j'exagère!), disons que vous avez trouvé du temps pour vous **lancer**. ATTENTION! Vous êtes sur le point de provoquer des remous. Même avec les meilleures intentions du monde et en travaillant pour le bien de la clientèle, vous constaterez que tout changement suscite des résistances et des craintes. À long terme, il est plus facile et efficace de procéder par étape, même si les changements semblent lents. On peut cibler une clientèle précise et favoriser un dialogue avec les membres d'une équipe traitante déjà un peu plus ouverte ou intéressée. Et au bout de tous vos efforts et de toutes vos interventions, l'argument le plus puissant c'est celui de l'enfant qui va mieux, qui joue et qui sourit... un enfant à la fois. Non seulement ça renforce vos propos auprès des sceptiques, mais ça vous procure également une énergie fabuleuse pour continuer à convaincre d'autres parents et collègues!

À tous ceux et celles qui, comme nous, osent croire que les choses peuvent **changer**...

Bonne lecture,
Bonne chance,

Docteur Édith Villeneuve
Anesthésiste
Responsable, Clinique de la douleur
Hôpital Sainte-Justine

INTRODUCTION

Depuis quelques années, de très nombreux articles ont été publiés sur l'importance de soulager la douleur de l'enfant. Parallèlement, de nombreuses recherches ont démontré qu'on sous-estime la douleur de l'enfant par rapport à celle de l'adulte et, par voie de conséquence, qu'on sous-traite davantage les enfants que les adultes.

La douleur est un phénomène multidimensionnel et complexe qui reste encore mal connu. Le manque de connaissances sur la douleur, sur son traitement pharmacologique et non pharmacologique de même que les fausses croyances et les craintes par rapport à l'utilisation des analgésiques sont les principaux facteurs qui expliquent les lacunes dans le traitement de la douleur de l'enfant. Ces lacunes se retrouvent notamment dans les soins prodigués par les professionnels de la santé, y compris par les infirmières.

Il faut se rappeler, en effet, que la formation initiale des infirmières ne comptait, il y a quelques années à peine, que 3 ou 4 heures d'enseignement portant sur le phénomène de la douleur. C'est face à cette situation que l'Association internationale pour l'étude de la douleur a recommandé la mise sur pied de programmes d'enseignement continu pour les professionnels de la santé.

La prévention et le soulagement de la douleur sont des mesures nécessaires qui répondent à des impératifs d'ordre humain et moral. Ces mesures favorisent également un rétablissement physique et psychologique plus rapide de l'enfant tout en abrégeant la durée du séjour en milieu hospitalier. Soulignons, à titre d'exemple, que l'établissement d'une clinique de la douleur pédiatrique à l'Hôpital Sainte-Justine en 1992 et l'observation subséquente d'un grand nombre de patients a permis de confirmer ces faits et de faire évoluer la conception de la douleur et de son soulagement.

La nécessité d'un guide pour les professionnels de la santé dans le domaine de la prévention et du soulagement de la douleur provient également de l'avancement technologique et, en particulier, de l'introduction des pompes d'autosoulagement de la douleur* et de l'utilisation de plus en plus fréquente d'analgésiques par voie péridurale. L'application de ces nouvelles techniques demande une formation particulière.

Le présent guide contient les principes généraux de soulagement de la douleur que le personnel infirmier devrait utiliser dans la pratique quotidienne. On retrouve dans les premiers chapitres des notions générales traitant du phénomène de la douleur ; cela inclut de nombreuses définitions et classifications ainsi que les mythes et réalités qui sont liés à la question. En second lieu, on fait l'étude de l'expression et de l'évaluation de la douleur de l'enfant à partir d'une démarche de soins. Enfin, sont présentés les moyens pharmacologiques et non pharmacologiques pour le soulagement de la douleur de l'enfant. On retrouve de plus, en annexe, quelques documents ainsi qu'un résumé sur les notions physiologiques de la perception et de la transmission du message douloureux.

Ce guide a pour objectif d'aider à l'implantation d'un outil de travail clinique, d'une grille d'évaluation, et de faciliter ainsi l'évaluation de la douleur chez les patients. Cet outil, habituellement rempli par les infirmières, sera mis à la disposition de tous les membres de l'équipe interdisciplinaire. L'ouvrage cherche également à favoriser l'intégration du soulagement de la douleur dans toute pratique de soins.

* *À l'Hôpital Sainte-Justine, plus de 2000 enfants, adolescents et adultes ont bénéficié des pompes d'autoadministration d'analgésiques depuis leur introduction en 1991.*

CHAPITRE 1

Définitions de la douleur et types de douleur chez l'enfant

Il existe une certaine confusion dans les termes lorsqu'il est question de douleur et de souffrance. Ainsi, dans plusieurs ouvrages, on traite de la souffrance physique plutôt que de la douleur. Il importe donc d'essayer de dissiper cette confusion en s'aidant de ce qu'en disent certains auteurs et spécialistes.

La douleur

Selon l'Association internationale pour l'étude de la douleur, la douleur est une expérience sensorielle et émotionnelle désagréable, liée à une atteinte tissulaire réelle ou potentielle. Les composantes émotionnelles et sensorielles se trouvent intégrées dans cette définition.

Une infirmière et auteur de nombreux ouvrages, Margo Mc Caffery, définit la douleur comme une expérience subjective et affirme que seule la personne atteinte peut la ressentir et la décrire[1]. Le caractère subjectif implique que la douleur est toujours réelle pour celui ou celle qui la subit. Cette définition s'avère plus complexe d'interprétation lorsqu'il s'agit d'enfants de moins de 3 ans.

Deux anesthésistes, les docteurs Anand et Hickey[2], suggèrent l'utilisation du terme nociception lorsqu'on se réfère aux nouveau-nés. La nociception est une modalité sensorielle spécifique comme la vision, l'odorat et le toucher. Le système nerveux fœtal peut expérimenter la nociception dès la 20e semaine de grossesse (voir l'Annexe 1, page 73). La notion de nociception permet de mieux comprendre le phénomène de la douleur chez les prématurés et les nouveau-nés, mais elle ne donne pas encore accès à des outils d'observation clinique très élaborés.

La douleur totale est une notion britannique qu'on retrouve dans une pratique récente des soins palliatifs ; elle conduit à envisager la prise en charge du patient en phase terminale de façon globale, soit l'analgésie et l'accompagnement. Chez un certain nombre de patients, douleur et souffrance s'entremêlent de manière intime au cours de la phase terminale de la vie.

La souffrance

D'après le docteur B. Fishman[3], anesthésiste, la souffrance est un état d'esprit ou une expérience dans la conscience d'une personne. Cette expérience est issue d'influences diverses tandis que la douleur n'est qu'une de ces influences et sa présence n'entraîne pas obligatoirement la souffrance.

Les types de douleur

Il existe différentes typologies mais, en s'appuyant sur les travaux de la psychologue Patricia Mc Grath[4] et de l'expérience de la Clinique de la douleur de l'Hôpital Sainte-Justine, on peut retenir quatre types de douleur chez l'enfant.

La douleur aiguë

La douleur aiguë désigne habituellement une douleur consécutive à un traumatisme, à une blessure ou à un traitement. Il s'agit d'une douleur d'une durée limitée, prévisible dans le temps, de moins de 6 mois et d'une intensité variant de légère à sévère. Elle allie le désagrément de la blessure présente à l'espoir du rétablissement futur. Une approche efficace et cohérente du soulagement de la douleur aiguë peut contribuer à prévenir sa transformation en douleur chronique.

La douleur aiguë récurrente

La douleur aiguë récurrente se manifeste par un stimulus douloureux diffus et des épisodes brefs. On pense, par exemple, à des douleurs abdominales chroniques, à des céphalées tension, à des migraines, à des douleurs osseuses de croissance ou à de l'anémie falciforme.

La douleur chronique

La douleur chronique se caractérise par une douleur qui perdure suite à une phase aiguë. Elle n'est pas un simple symptôme de la blessure et elle peut même se présenter sans aucun signe de lésion tissulaire décelable. Ce type de douleur peut affecter la personnalité et le style de vie en même temps qu'il peut s'associer à des signes de dépression et de perturbations psychosociales. La douleur chronique nécessite une approche multidisciplinaire qui comprend des interventions pharmacologiques et non pharmacologiques.

Il existe différents types de douleur chronique :

- cette douleur peut être liée à un mal dégénératif chronique ou à une condition neurologique persistante; par exemple, lorsqu'on est en présence de conditions variées d'arthrite ou de neuropathie;

- elle peut émerger, persister ou réapparaître épisodiquement pour des mois ou des années sans cause organique identifiable. Par exemple, la douleur d'un membre fantôme peut surgir à la suite d'une amputation ou une douleur peut se produire à la suite d'un accident et on parle alors de dystrophie sympathique réflexe.

La douleur provoquée par le cancer

Le cancer peut causer une douleur associée à la fois à la maladie et aux modes de diagnostic et de traitement requis pour maîtriser cette maladie.

Les types de douleur cancéreuse chez l'enfant peuvent être multiples selon Patricia Mc Grath :

Douleur liée à la maladie	• métastases osseuses • compression nerveuse • lésion des tissus sains • infiltration de vaisseaux sanguins • inflammation d'une muqueuse

Douleur liée au traitement	• réactions aux radiations • douleurs abdominales
Douleur liée à l'intervention et aux traitements	• prises de sang • administration de médicaments • chirurgie • ponction lombaire

Les enfants atteints de cancer présentent des composantes de douleur aiguë engendrée par les méthodes diagnostiques et les traitements qu'ils subissent. Ils peuvent également manifester de la douleur chronique due à la maladie, au traitement et aux effets d'une atteinte physique prolongée.

CHAPITRE 2

Les mythes, les peurs et les réalités de la douleur

Malgré que de nombreux développements se soient produits dans la compréhension des mécanismes de la douleur, il reste difficile de la traiter efficacement.

Le traitement inadéquat de la douleur peut être attribué à un manque de connaissances. Cependant, il arrive souvent qu'il soit aussi imputable à de fausses croyances ou à des préjugés véhiculés par les patients, les familles et les intervenants. Il convient donc d'examiner les fausses croyances qui influencent notre façon de percevoir la problématique du soulagement de la douleur.

LES FAUSSES CROYANCES	LA RÉALITÉ SCIENTIFIQUE
➔ Les jeunes enfants, particulièrement les prématurés et les nouveau-nés, ressentent moins de douleur que les adultes.	On croyait, il y plusieurs années, que l'enfant ne ressentait pas de douleur en raison d'un système nerveux immature. On sait maintenant que les récepteurs cutanés sensoriels sont fonctionnels à partir de la 20e semaine de gestation (voir l'Annexe 1, page 73).
➔ La douleur n'est pas une menace pour la vie; elle n'a pas d'effets chez les jeunes enfants et ceux-ci n'en ont pas de souvenir.	La douleur peut avoir des conséquences néfastes et menacer la vie du nouveau-né. Le fait de piquer au talon est considéré comme une intervention relativement bénigne; mais cela provoque une augmentation du débit cardiaque et de la pression sanguine ainsi qu'une diminution de la *(suite à la page suivante)*

LES FAUSSES CROYANCES	LA RÉALITÉ SCIENTIFIQUE
	pression d'oxygène transcutanée (PO_2) chez les enfants prématurés, ainsi que le rapporte une infirmière, Céleste Johnston[5].
➔ Le prématuré et le nouveau-né n'ont pas besoin qu'on leur administre des anesthésiques et des analgésiques lors d'interventions chirurgicales.	Plusieurs études récentes, dont celle des docteurs Anand et Hickley, ont clairement démontré que le prématuré et le nouveau-né réagissent physiologiquement et présentent des changements de comportement observables. Les interventions chirurgicales sans anesthésie, comme une circoncision, provoquent chez le nouveau-né des réponses de stress qu'il faut éviter.
➔ Les enfants sont trop jeunes pour pouvoir évaluer l'intensité de leur douleur et pour nous dire où ils ont mal. Les parents et l'infirmière sont de meilleurs juges.	Les enfants peuvent indiquer par le dessin ou par l'utilisation de différentes échelles l'intensité de la douleur, la décrire et indiquer l'endroit où ils ont mal. L'enfant est le meilleur juge de sa propre douleur. Pour les enfants âgés de moins de 3 ans, les indicateurs non verbaux peuvent aider à évaluer la douleur.
➔ Il est impossible qu'un enfant nous cache qu'il a mal.	Il est non seulement possible mais fort probable qu'un enfant puisse nous cacher sa douleur. Il le fait pour différentes raisons : peur des piqûres, désir d'être gentil ou raisonnable, attitude des parents, etc.
➔ Il faut attendre le plus longtemps possible avant de faire prendre à un enfant un médicament contre la douleur.	Une douleur intense est difficile à soulager tandis qu'une approche préventive permet de diminuer à long terme la quantité de médication nécessaire.

LES FAUSSES CROYANCES	LA RÉALITÉ SCIENTIFIQUE
➔ Les médicaments sont plus efficaces s'ils sont administrés par injection plutôt que par la bouche.	L'injection intramusculaire n'est pas le mode d'administration recommandé chez les enfants en raison de leur peur des aiguilles. Il faut privilégier la voie orale; si celle-ci est inaccessible, on peut envisager d'utiliser les voies sous-cutanée, intraveineuse ou transdermique.
➔ La morphine est un médicament de dernier recours.	Contrairement à l'idée répandue selon laquelle elle n'est indiquée qu'en soins palliatifs, la morphine est un narcotique de premier choix, aidant à contrôler la douleur modérée ou sévère.
➔ Il est ridicule de réveiller un enfant pour lui donner un médicament contre la douleur.	Pour traiter efficacement la douleur, il faut prendre des médicaments jour et nuit, de façon régulière; cela permet d'obtenir dans le sang un dosage stable et suffisant pour soulager la douleur.
➔ Les enfants développent une dépendance physique et psychologique aux narcotiques. Ceux-ci ne devraient être utilisés qu'en dernier recours.	L' augmentation rapide des doses de narcotiques est presque toujours liée à la progression de la maladie. Il n'y a pas d'évidence systématique d'accoutumance à la suite de l'utilisation d'analgésiques narcotiques si la médication est assujettie à une surveillance étroite et à une administration contrôlée (pour plus d'informations sur le sujet, voir les pages 20 et 21).

Deux fausses croyances sont souvent à l'origine d'un sous-traitement de la douleur ou l'alimentent. Elle concernent la dépression respiratoire et certaines peurs irréalistes à propos de la dépendance aux opiacés.

La peur de la dépression respiratoire

De nombreuses études indiquent que les enfants de plus de 3 mois recevant des opiacés ne présentent pas plus de risque de dépression respiratoire que les adultes. Elle apparaît rarement chez l'enfant lorsqu'on utilise des doses initiales calculées selon son poids et adaptées au type de douleur.

La dépression respiratoire se présente surtout lorsque des opiacés sont administrés en conjugaison avec d'autres médicaments tels des sédatifs. Les opiacés ont l'avantage d'avoir un antidote, la naloxone (Narcan). Cet antidote agit rapidement. Il est à noter qu'il doit être utilisé avec précaution afin d'éviter une recrudescence de la douleur.

La peur de la dépendance

Plusieurs études ont démontré que 0,03 % des patients développent une dépendance après leur hospitalisation et que ceux-ci avaient des antécédents d'abus de drogues antérieurs à l'hospitalisation.

L'Association internationale pour l'étude de la douleur souligne qu'il n'y a pas d'évidence que les adolescents et les préadolescents soient plus à risque de développer une dépendance psychologique que la population en général. Toutefois, ces jeunes reçoivent des messages paradoxaux qui les placent parfois face à un dilemne; ainsi, ils sont témoins des campagnes antidrogue qui se déroulent dans les écoles en même temps qu'ils sont incités à utiliser, dans d'autres contextes, des analgésiques narcotiques.

On confond souvent dépendance psychologique aux narcotiques, tolérance aux médicaments et dépendance physique.

Par *dépendance psychologique aux narcotiques*, on entend une envie irrésistible de se procurer de la drogue. Quand on ne peut plus s'en procurer, on tente d'en obtenir et de l'utiliser pour ses effets psychiques et non pour ses effets thérapeutiques. Il ne faut pas sauter aux conclusions trop vite; en effet, les infirmières peuvent parfois conclure faussement à une dépendance psychologique aux narcotiques lorsqu'un enfant ne fait que surveiller l'heure prévue de sa médication; l'enfant peut démontrer seulement qu'il a bien compris l'approche préventive qu'on lui a enseignée.

Par *tolérance aux médicaments*, on parle de la nécessité d'augmenter les doses pour obtenir les mêmes effets. L'évolution de la maladie est la principale cause d'augmentation des doses et non l'accoutumance aux narcotiques.

Par *dépendance physique*, on entend l'état d'adaptation physiologique qui apparaît lorsqu'un médicament est pris en quantité croissante ou de façon prolongée. Lorsqu'on cesse abruptement la médication, on observe l'apparition de symptômes de sevrage. Ce problème de dépendance physique peut parfois se poser chez des patients recevant des narcotiques depuis plus de 3 à 4 semaines. Une diminution progressive des doses d'environ 20 % par jour en 5 jours permet d'éviter l'apparition des signes cliniques de dépendance physique lors du sevrage.

CHAPITRE 3

L'expression de la douleur chez l'enfant

La perception de la douleur est différente chez l'enfant et chez l'adulte. En effet, la plasticité du cerveau, à partir de l'âge de 6 mois, fait en sorte que les mécanismes psychologiques en cause dans la perception de la douleur peuvent être plus facilement transférables chez l'enfant que chez l'adulte. L'enfant est en mesure de s'adonner entièrement à un jeu ou une tâche et il peut donc provoquer des mécanismes endogènes d'inhibition de la douleur plus facilement que l'adulte. Il semble également capable d'exercer un plus grand contrôle que l'adulte lorsqu'il s'agit de stimuli légers à modérés.

Chez l'enfant, l'expression de la douleur se modifie avec l'âge. Voici certaines formes d'expression qu'on retrouve à différents âges.

Les prématurés, les nouveau-nés et les nourrissons

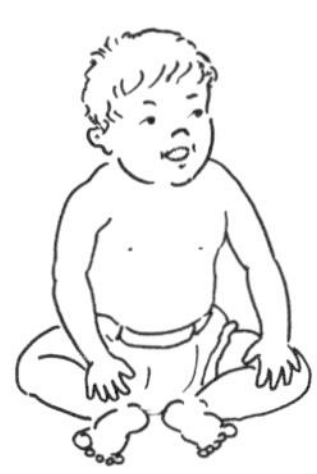

- Les mécanismes de transmission de la douleur sont en action dès la 20e semaine de gestation.
- Les mécanismes de modulation de la douleur ne sont en action qu'après la naissance.
- On note la présence d'une réaction à un stimulus douloureux : ainsi, l'enfant pleure lorsqu'on se prépare à lui piquer le talon.

Réponses physiologiques possibles:	augmentation des pulsations cardiaques augmentation de la tension artérielle augmentation du rythme respiratoire augmentation de la pâleur augmentation de la diaphorèse

Paramètres comportementaux : on peut observer une saillie des sourcils, une crispation des yeux, une extension des membres, un battement des jambes, des coups de pied ainsi que des pleurs aigus et intenses.

Les « trottineurs » (de 1 à 3 ans)

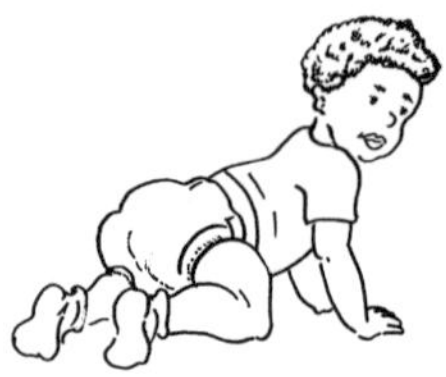

- L'enfant peut localiser de façon précise sa douleur, mais il ne peut habituellement pas en décrire l'intensité. Les soins qui requièrent des techniques d'intrusion (dans les oreilles et la bouche) déclenchent une anxiété et des réactions aussi intenses que la douleur.
- L'enfant a un répertoire d'environ 150 mots. Pour faciliter l'évaluation de la douleur, on peut:
  - donner une consigne à la fois;
  - utiliser une marionnette, une poupée ou un toutou;
  - informer les parents;
  - avertir l'enfant peu de temps avant l'intervention, la notion de temps n'étant pas intégrée;
  - utiliser des indicateurs non verbaux.

L'âge préscolaire (de 3 à 6 ans)

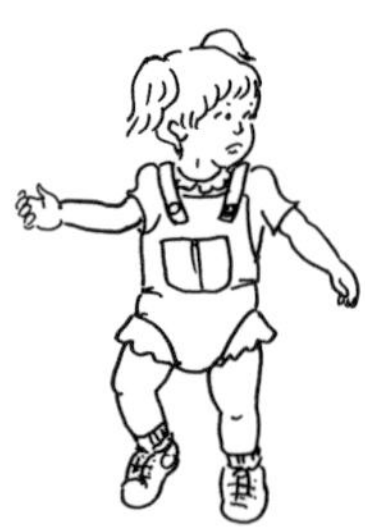

- L'enfant est en mesure de dire où il a mal, d'évaluer l'intensité de sa douleur et de décrire ses réactions face à cette douleur. La pensée préopératoire prédomine au cours de cette période; la notion de temps n'existe pas et l'enfant est capable d'utiliser quelque 1500 mots. La douleur est physique et concrète; elle peut être perçue comme une punition à la suite d'une mauvaise conduite.

- La réponse de l'enfant est positive quand on lui

montre des dessins, quand on utilise des poupées pour faire l'enseignement, quand on le félicite de sa coopération et quand on lui donne une récompense.

L'âge scolaire (de 6 à 12 ans)

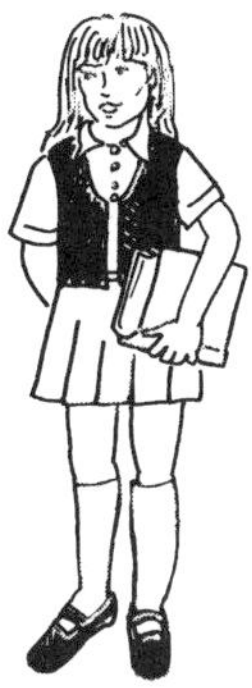

- L'enfant est plus sensible à la maladie qu'à la douleur.
- Les techniques d'intrusion sont généralement mieux tolérées que chez les plus jeunes.
- L'enfant a accès à la pensée opératoire concrète. Il peut faire la relation entre la douleur physique et un mal de tête; il a une meilleure notion du temps et il comprend les liens entre les interventions.
- L'enfant est en mesure de s'exprimer plus aisément par le langage. Il faut lui expliquer les interventions avec des termes scientifiques, obtenir sa collaboration et lui laisser le contrôle de la situation.
- Il réalise que la douleur psychologique existe; par exemple, la mort dans son environnement (animaux, famille).

L'adolescence (de 12 à 18 ans)

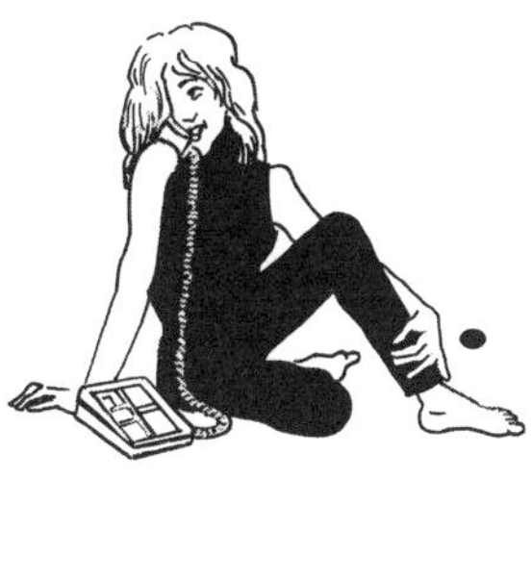

- L'adolescent a accès à la pensée opératoire formelle et peut nommer les raisons de sa douleur. Son apparence physique le préoccupe et il faut lui expliquer le but et les conséquences des interventions ainsi que le faire participer aux décisions.
- Il aime bien qu'on lui suggère des moyens d'augmenter sa maîtrise de soi. Il craint de perdre le contrôle au cours d'expériences douloureuses.

Considérations générales

Des expériences antérieures de douleur peuvent augmenter les craintes ou la peur chez l'enfant. De plus, l'apprentissage et la culture acquise au sein de la famille sont importants lorsqu'il s'agit d'aborder cette question. Ainsi, on a remarqué que certains groupes sont plus démonstratifs que d'autres dans leur façon d'exprimer la douleur. Cependant, il faut être prudent et ne pas faire de généralités.

La perception de la douleur par l'enfant dépend enfin de facteurs tels l'état de santé général, le niveau d'anxiété, la peur de l'agression ou de la dépression ainsi que la réponse de la famille à la maladie et à la douleur.

CHAPITRE 4

L'évaluation de la douleur chez l'enfant

L'évaluation de la douleur a pour but d'établir un portrait de celle-ci, de sélectionner des interventions appropriées et d'examiner la réponse du patient au traitement.

Le rôle de l'infirmière face à la douleur est complexe : bien décrire le problème, identifier les facteurs déclenchants, déterminer la signification de la douleur pour le patient, faire ressortir les causes du problème, définir le soulagement optimal, sélectionner des interventions et en évaluer l'efficacité. Le soulagement de la douleur est fortement tributaire de ce processus d'évaluation.

Il ne faut jamais oublier que les parents sont des partenaires de premier plan dans le processus de soulagement de la douleur. En outre, une démarche systématique qui comprend des outils d'évaluation de même qu'une solide documentation accroissent la capacité du personnel soignant et des parents à évaluer attentivement la douleur.

La douleur étant une expérience subjective, sensorielle et émotionnelle, il importe d'utiliser plusieurs stratégies pour recueillir des informations qualitatives et quantitatives auprès de l'enfant et de sa famille. Autant que possible, on questionne directement l'enfant ainsi que les parents.

Collecte de données

Au cours d'une démarche de soins, des éléments de la collecte de données doivent être consignés pour évaluer la douleur.

Informations au sujet de la douleur

Les données recueillies auprès de l'enfant et de ses parents quant à l'expérience de la douleur constituent une source d'information indispensable pour l'infirmière qui doit faire l'évaluation de la douleur en tenant compte de la globalité de cette douleur.

Le jeune enfant possède dès l'âge de 3 ou 4 ans l'habileté nécessaire pour décrire la douleur; il arrive à le faire si on lui pose les bonnes questions. Pour leur part, les parents qui connaissent bien les réactions de leur enfant sont sensibles aux modifications de son comportement; ils peuvent documenter largement la collecte de données. Deux infirmières, N. Hester et C. Barcus[6], proposent une collecte de données qui explore les expériences antérieures.

Un processus de collecte de données augmente la capacité du personnel soignant à évaluer systématiquement la douleur.

MODÈLE DE QUESTIONNAIRE PORTANT SUR LES ANTÉCÉDENTS DE LA DOULEUR CHEZ L'ENFANT

Questions à poser à l'enfant

- *Parle-moi de la douleur que tu as en ce moment (où et comment ça fait mal?).*
- *Raconte-moi comment c'était quand tu as déjà eu mal.*
- *Que fais-tu quand tu as mal?*
- *Que voudrais-tu qu'on fasse pour toi quand tu as mal?*
- *Qu'est-ce qui t'aide le plus à faire partir ta douleur?*
- *Y a-t-il quelque chose de particulier que tu voudrais que je sache à ton sujet quand tu as mal?*

Questions à poser aux parents

- *Quels sont les mots que votre enfant utilise pour dire qu'il a mal?*
- *Quelles sont les expériences douloureuses que votre enfant a déjà eues?*
- *Comment votre enfant réagit-il habituellement à la douleur?*
- *Comment vous apercevez-vous qu'il a mal?*
- *Que faites-vous lorsqu'il a mal?*
- *Qu'est-ce qui est le plus efficace pour diminuer la douleur de votre enfant?*
- *Souhaitez-vous me communiquer d'autres informations sur la douleur de votre enfant?*

N. Hester et C. Barcus

Traduction libre de Céline Pilon

Les réponses physiologiques de l'enfant

La douleur s'accompagne souvent de changements physiologiques comme de la diaphorèse, de la pâleur et une dilatation des pupilles, une augmentation du rythme respiratoire, du rythme cardiaque et de la tension artérielle ainsi qu'une diminution de la saturation d'O_2. Toutefois, ces réponses du système nerveux autonome ne sont pas toujours spécifiques à la douleur; elles peuvent résulter de la peur, de l'anxiété ou encore de la réponse au traitement. Les changements physiologiques ne peuvent donc constituer en soi un indicateur de la douleur et leur absence ne signifie pas une absence de douleur.

L'observation du comportement verbal et non verbal de l'enfant

Différentes observations peuvent être faites en ce qui concerne le comportement verbal et non verbal de l'enfant. Dans ce dernier cas, on note de l'irritabilité, de la léthargie, des pleurs, des gémissements, des contractures, des grimaces et du mutisme. Ce comportement exprime la composante émotionnelle de la douleur et il varie selon l'apprentissage individuel. Les indices non verbaux ne signifient pas nécessairement la présence d'une douleur, mais ils traduisent parfois l'absence des parents ou la peur d'avoir mal. L'annexe 5, en page 89, est une grille permettant d'évaluer les comportements verbaux et non verbaux.

L'observation des activités de la vie quotidienne — qualité du sommeil, appétit, jeux, etc. — permet de recueillir des indices importants à évaluer. À l'instar des réponses du système nerveux autonome, l'observation ne peut toutefois constituer la seule information sur laquelle les infirmières peuvent fonder leur jugement relativement à l'intensité de la douleur.

La dimension sensorielle

La dimension sensorielle a comme composantes principales l'intensité et la qualité de la douleur. Voici deux des échelles* de mesure de la douleur disponibles à l'Hôpital Sainte-Justine.

* *Ces deux échelles sont utilisées par la Clinique de la douleur de l'Hôpital Sainte-Justine.*

L'échelle des faciès

L'échelle des faciès* mise au point par deux infirmières, Donna L. Wong et Annette L. Baker[7], est une adaptation des techniques projectives et descriptives. Elle peut être utilisée avec des enfants de 3 ans et plus. L'enfant doit identifier le faciès qui représente l'intensité de son expérience de la douleur.

Recto

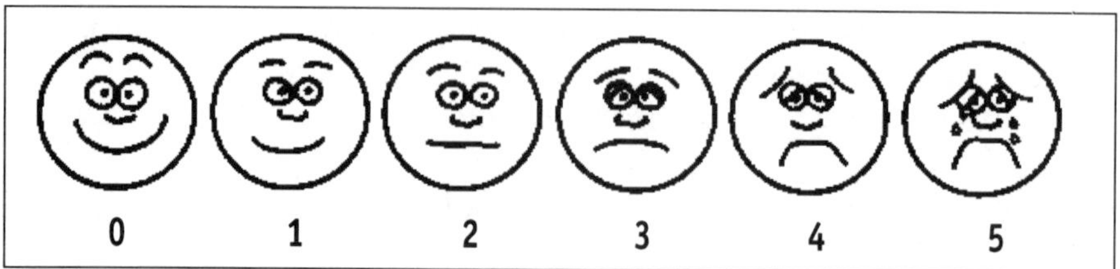

Verso

Faciès 0	Signifie que l'enfant est heureux parce qu'il ne ressent aucune douleur
Faciès 1	Signifie que l'enfant a mal juste un peu
Faciès 2	Signifie que l'enfant a mal un peu plus
Faciès 3	Signifie que l'enfant a encore plus mal
Faciès 4	Signifie que l'enfant a beaucoup mal
Faciès 5	Signifie que l'enfant a la pire douleur qu'il est possible d'imaginer (même s'il ne l'exprime pas par des pleurs)

Il importe de souligner que la description des différents faciès existe en plusieurs langues (espagnol, anglais, italien, portugais, roumain, vietnamien, japonais, chinois) et que cela peut s'avérer fort utile dans des contextes multiethniques.

L'échelle visuelle analogue

L'échelle visuelle analogue (E.V.A.), telle qu'elle est illustrée ci-dessous, évalue l'intensité de la douleur; elle est utilisée avec les enfants de plus de 5 ans. Ceux-ci répondent en plaçant le curseur entre la position « aucune douleur » et la position « extrême douleur ».

Recto / *Verso*

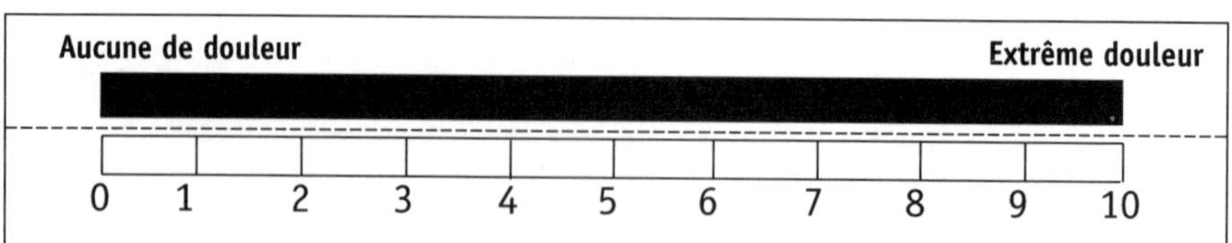

* *Reproduite avec l'autorisation des auteurs.*

La dimension socio-culturelle

La dimension socio-culturelle regroupe un certain nombre de facteurs (ethnique, démographique, spirituel et social) qui sont liés à la perception d'un individu. Ils touchent la vie familiale ainsi que les croyances.

Depuis le début des années 50, plusieurs études ont été réalisées chez les adultes afin de déterminer les différences existant entre les groupes ethniques relativement à plusieurs aspects de la douleur. Force est de constater que, dans ce domaine, les recherches concernant les enfants sont peu nombreuses. On s'accorde néanmoins pour dire que l'aspect culturel joue un rôle important dans la réaction face à la douleur chez l'enfant. Les réponses d'un enfant sont souvent influencées par les croyances et les traditions culturelles.

Il importe que les cliniciens s'en préoccupent, en évitant toutefois de s'appuyer sur des stéréotypes qui ne font qu'engendrer une mauvaise interprétation et une aliénation de la douleur du patient. Les docteurs Bruce A. Bernstein et Lee M. Pachter[8] sont convaincus que nous assurons une meilleure qualité de soins lorsque la culture du patient est connue. D'autres études ont démontré que l'utilisation d'outils d'évaluation de la douleur adaptés aux groupes ethniques assurait une meilleure validité des résultats.

Le fait de prendre en considération les différences culturelles en plus des croyances et des conceptions liées à la douleur est susceptible de nous mener à une meilleure compréhension de l'attitude du patient face à sa douleur.

Identification et interventions infirmières

Les interventions de l'infirmière tiennent compte nécessairement de la problématique en cause. Voici un tableau fournissant la listes des interventions en rapport avec chaque problématique.

PROBLÉMATIQUE	INTERVENTIONS INFIRMIÈRES
Douleur aiguë (récurrente ou non)	• Évaluer la douleur à l'aide d'une collecte de données initiale : • déterminer l'âge de l'enfant, son niveau de développement, son poids et sa taille; • questionner l'enfant s'il y a lieu ainsi que ses parents sur des expériences antérieures de la douleur; • poser des questions sur les moyens de soulagement pharmacologiques et non pharmacologiques utilisés dans le passé et sur leur efficacité. • Évaluer les signes vitaux : pouls, respiration, tension artérielle, température et saturation. • Évaluer le type et la durée de la douleur ainsi que l'intensité à l'aide d'une échelle appropriée. Encercler, s'il y a lieu, le site de la douleur sur le schéma qui se trouve en page 80. • Déterminer les facteurs qui intensifient la douleur : peur, fatigue, colère, etc. • Permettre à l'enfant et à la famille d'exprimer leurs attentes face au soulagement de la douleur. • Donner des informations précises pour corriger toutes les fausses croyances. • Apporter à l'enfant un soulagement optimal grâce aux analgésiques prescrits et aux moyens non pharmacologiques. • Évaluer la douleur avant la médication et l'utilisation de moyens non pharmacologiques. Réévaluer de 30 à 40 minutes après, selon la voie d'administration. Aviser le médecin si le soulagement est inadéquat.

PROBLÉMATIQUE	INTERVENTIONS INFIRMIÈRES
	• Évaluer les effets secondaires des analgésiques donnés. Inscrire le niveau de sédation, la voie d'administration et les entre-doses* s'il y a lieu. • Planifier les interventions et traitements potentiellement douloureux dans le but d'établir une approche préventive sur les plans pharmacologique et non pharmacologique. • Préparer l'enfant et ses parents aux interventions et aux traitements en utilisant un langage adapté à l'âge de l'enfant (avec l'aide de poupées, de marionnettes, de livres ou de dessins). • Enseigner un moyen non pharmacologique approprié (comme la distraction, la relaxation ou la musique) en tenant compte de l'âge et du traitement (voir la page 61 et suivantes). • Permettre, dans la mesure du possible, aux parents de rester auprès de l'enfant pendant l'intervention ou le traitement. • Faire collaborer les parents aux mesures de soulagement en tenant compte de l'âge de l'enfant. • Évaluer la satisfaction de l'enfant et de sa famille par rapport aux soins prodigués. • Noter les observations au dossier et utiliser une grille d'évaluation. • Faire appel à la clinique de la douleur ou à une ressource appropriée si la douleur n'est pas soulagée.
Douleur chronique	• Utiliser, lorsque la douleur est chronique, les interventions qu'on retrouve en rapport avec la douleur aiguë. S'y ajoutent les interventions suivantes :

* *Prescription discontinue adaptée aux besoins réels du patient.*

PROBLÉMATIQUE	INTERVENTIONS INFIRMIÈRES
	• Procurer un certain contrôle de la douleur à l'enfant et à l'adolescent. Privilégier l'enseignement et de nouvelles mesures de soulagement pharmacologiques et non pharmacologiques. • Encourager l'enfant ou l'adolescent à participer à des activités qui lui plaisent.
Douleur cancéreuse	• Se référer aux deux problématiques présentées précédemment, car la douleur cancéreuse nécessite les interventions liées à la douleur chronique et à la douleur aiguë.

Évaluation des interventions infirmières

L'évaluation des interventions infirmières doit se faire pour tous les types de douleur, aiguë, chronique ou cancéreuse.

Il y a soulagement de la douleur ou son intensité est réduite lorsque:

- l'enfant ou l'adolescent note un degré d'intensité moindre selon l'échelle utilisée ou lorsqu'il présente moins de comportements antalgiques;
- l'enfant ou l'adolescent note un degré d'intensité moindre pour des périodes de temps plus longues.

L'enfant ou l'adolescent utilise efficacement des stratégies d'adaptation lorsque :

- les activités de sommeil, d'alimentation et de marche sont rétablies;
- il passe plus de temps hors de son lit et il pense moins à la douleur.

Grille d'évaluation et notes d'observations*

De nombreux éléments doivent être consignés au dossier par l'infirmière. Une grille d'évaluation synthèse de toute douleur est présentée à l'Annexe 2 (voir les pages 80 et 81). L'infirmière la complète à l'aide de la légende en inscrivant le chiffre approprié dans la case correspondante et en remplissant la section « MÉDICATION » ainsi que les autres paramètres (voir l'exemple complété aux pages 82 et 83).

Cette grille comprend:

- Date et heure
- Autoévaluation; échelle de douleur utilisée et pointage
- Indicateurs non verbaux
- Échelle de sédation
- Effets secondaires de l'analgésie
- Critères physiologiques, signes vitaux : pouls, respiration, tension artérielle, température, saturation
- Médication regroupant analgésique non opiacé, opiacé, médicaments contre les effets secondaires, co-analgésiques
- Entre-dose
- Pompe d'autosoulagement (PCA); mg, injection, essais
- Interventions non pharmacologiques
- Autres
- Initiales de l'infirmière
- Signature de l'infirmière

Le site de la douleur initiale doit être encerclé sur le schéma qui apparaît au bas de la feuille.

Pour chaque enfant, on devrait utiliser une seule et même échelle et indiquer clairement sur la grille d'évaluation de l'enfant le type d'échelle choisie afin d'éviter toute mauvaise interprétation des pointages. En effet, l'échelle visuelle analogue (E.V.A.) est sur 10 et l'échelle des faciès, sur 5. Le choix de l'échelle se fait en tenant compte du développement de l'enfant.

* *La grille, proposée ici à titre d'exemple, est utilisée à l'Hôpital Sainte-Justine.*

Les indicateurs non verbaux sont particulièrement utiles lorsqu'aucune échelle de douleur ne peut être utilisée. Ils complètent également l'autoévaluation du patient. Il peut y avoir plus d'un indicateur par case.

L'évaluation de l'intensité de la douleur doit être faite régulièrement et notamment avant chaque administration d'analgésique. Il faut réévaluer l'intensité après l'analgésie; le temps requis pour ce faire dépend de la voie d'administration utilisée.

Dans la section « MÉDICATION », on inscrit tout médicament qui agit de façon directe ou indirecte sur la douleur. On note alors les analgésiques non opiacés (acétaminophène, anti-inflammatoires non stéroïdiens, acide acétylsalicylique, etc.), les analgésiques opiacés (morphine, dilaudid, démérol, codéine, etc.), les médicaments administrés contre les effets secondaires des opiacés (antiprurigineux, antinauséeux, laxatif, antagoniste, etc.), et les co-analgésiques (antidépresseurs, anticonvulsivants, corticostéroïdes, etc.). On note le médicament, le nombre de mg et la voie d'administration utilisée.

Lorsqu'un médicament est donné en entre-dose, on coche la case « ENTRE-DOSE » afin de pouvoir repérer facilement les bolus donnés.

On inscrit dans la case « MÉDICATION » le médicament de la PCA ainsi que sa concentration, le nombre de mg par bolus, l'intervalle et, s'il y a lieu, le dosage continu. Il ne faut pas oublier de réinscrire la PCA lorsqu'on change de feuille. Dans le cas d'une perfusion continue, le nombre de mg ainsi que le nombre d'injections et d'essais doivent être inscrits à chaque heure.

Lorsque la voie d'administration est la péridurale, il faut compléter la feuille d'observation péridurale en perfusion continue intraveineuse (en Annexe 3, page 84).

Dans la case « AUTRES », peuvent être inscrites toutes les données supplémentaires telles les signes neurologiques (SN), les signes neurovasculaires (SNV) ou toutes les autres particularités. On y note aussi toute intervention susceptible d'influencer l'intensité de la douleur du patient; par exemple, un bain, un changement de position, un test, un traitement, etc. L'intervention peut être associée à une médication, à des entre-doses ou à un moyen non pharmacologique.

La grille d'évaluation permet donc de rassembler toutes les informations et elle a une valeur légale au dossier dans la mesure où les initiales et la signature de l'infirmière y sont apposées.

Évaluation de la qualité du traitement de la douleur

Il est recommandé, selon M. McCaffery, d'utiliser un questionnaire pour s'assurer de la qualité du traitement de la douleur.

QUESTIONNAIRE D'ÉVALUATION DE LA QUALITÉ DU TRAITEMENT DE LA DOULEUR

Prise en charge pharmacologique et non pharmacologique

- Les expériences douloureuses antérieures de l'enfant ou de l'adolescent et des parents ainsi que leurs préférences par rapport aux médicaments et par rapport au soulagement non pharmacologique sont-elles recueillies?
- La douleur de l'enfant ou de l'adolescent est-elle évaluée de façon adéquate à des intervalles réguliers?
- Les analgésiques sont-ils prescrits à titre préventif ou non?
- La posologie est-elle adaptée à l'intensité de la douleur (selon la douleur ressentie par l'enfant ou l'adolescent ou selon la perception du soignant)?
- Le rythme d'administration est-il approprié (fréquence, intervalles, entre-dose)?
- La voie d'administration est-elle la meilleure (orale ou intraveineuse, etc.)?
- Les effets secondaires sont-ils surveillés (monitoring, nausées, etc.)?
- La stratégie est-elle adaptée au développement de l'enfant ou de l'adolescent et de sa douleur (relaxation, musique, distraction, etc.)? Est-elle efficace pour prévenir et soulager la douleur?

(suite à la page suivante)

- La durée de traitement est-elle suffisante pour être efficace?
- Les raisons occasionnant du stress chez l'enfant ou l'adolescent sont-elles repérées et éliminées?
- Les parents et l'enfant sont-ils satisfaits des soins prodigués?
- Les notes au dossier reflètent-t-elles bien les éléments précédents?

Traduction libre de Céline Pilon

CHAPITRE 5

Les méthodes pharmacologiques

avec la collaboration d'Élaine Pelletier, pharmacienne, M. Sc.

Après avoir exploré les principes de la douleur chez l'enfant ainsi que le rôle des professionnels de la santé et, en particulier, des infirmières dans la démarche de soins, il importe maintenant de s'attarder de façon détaillée aux méthodes pharmacologiques de soulagement de la douleur. Ces méthodes s'appuient sur les principes suivants :

- Planifier l'administration d'analgésiques avant une intervention afin que l'effet maximal coïncide avec le moment de l'induction de la douleur.
- Établir, quand la douleur est continue et prévisible (en postopératoire, lors des changements de pansements, lors d'une mobilisation ou au moment de certaines douleurs liées au cancer par exemple), un plan préventif relatif à l'horaire de la médication; ce plan doit couvrir une période de 24 heures.
- Préparer l'enfant à l'administration d'analgésiques et lui laisser un certain contrôle de la situation quand c'est possible.
- Administrer les analgésiques tels que prescrits à des intervalles correspondant à leur durée d'action.
- Privilégier la voie orale en premier lieu, puis identifier d'autres voies possibles (sous-cutanée, intraveineuse, etc.).
- Éviter la voie intramusculaire en raison de la peur de l'injection qu'éprouve l'enfant.
- Contrôler fréquemment l'effet des analgésiques auprès de l'enfant et de la famille en utilisant une grille d'évaluation prévue à cet effet.
- Réduire ou supprimer les effets secondaires des analgésiques,

documenter ces effets et suggérer à l'équipe soignante des médicaments pour les diminuer.

- Consulter l'infirmière de la clinique de la douleur ou une ressource spécialisée lorsque des problèmes de soulagement émergent et ne sont pas contrôlés.
- Privilégier une approche préventive du soulagement de la douleur conduit à une moins grande consommation d'analgésiques et, par voie de conséquence, à moins d'effets secondaires.
- Utiliser le bon médicament, la bonne dose et la bonne voie d'administration au bon moment, ainsi que l'explique le présent chapitre.

Le choix du bon médicament

L'utilisation des analgésiques chez l'enfant devrait être fondée, comme chez l'adulte, sur la classification des paliers de douleur proposée par l'Organisation mondiale de la santé. Le schéma 1 illustre l'importance

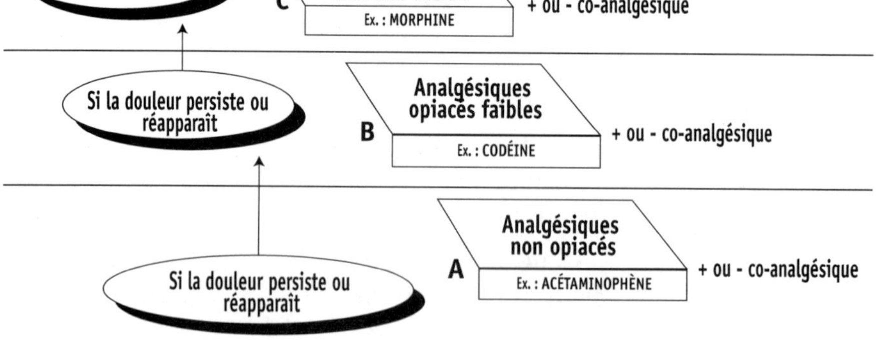

Schéma 1 : *Adaptation des paliers de douleur selon de l'Organisation mondiale de la santé.*

d'aller du palier de base A aux paliers supérieurs B, C et D. Lorsque la douleur persiste ou réapparaît, on passe au palier suivant.

À chacun des paliers (A, B, C et D), on peut associer un co-analgésique.

Lorsque les analgésiques opiacés forts à courte action sont bien contrôlés au palier C, on peut utiliser des analgésiques opiacés forts à libération prolongée au palier D.

Les analgésiques non opiacés

Les analgésiques non opiacés sont généralement utilisés chez des patients présentant de la douleur légère à modérée. Ils regroupent l'acétaminophène, l'acide acétylsalicylique (AAS) et les anti-inflammatoires non stéroïdiens (AINS).

L'acétaminophène est un dérivé synthétique du groupe des acétanilides qui possèdent des activités analgésiques et antipyrétiques. Son mécanisme d'action n'est pas entièrement connu, mais on croit qu'il agit en périphérie et peut-être au niveau central. L'acétaminophène est l'analgésique non opiacé le plus recommandé en pédiatrie pour le contrôle de la douleur.

Indications	Pour le traitement de la douleur légère à modérée ainsi que pour faire baisser la fièvre.
Contre-indication	Hypersensibilité à l'acétaminophène.
Posologie recommandée	Voir le Tableau 1 (page 42).
Effets secondaires	À dose thérapeutique, il est bien toléré et relativement non toxique. L'acétaminophène ne possède pas les effets antiplaquettaires, ni les effets irritants de la muqueuse gastrique de l'AAS (acide acétylsalicylique) et des AINS (anti-inflammatoires non stéroïdiens). Une utilisation prolongée à doses élevées peut entraîner une toxicité sur les plans rénal, hématologique (anémie, neutropénie et purpura thrombocytopénique), hépatique (hépatotoxicité) et gastro-intestinal (ulcères).

(suite à la page suivante)

	Les patients atteints de maladie rénale, hépatique et sous-alimentés peuvent présenter un risque plus élevé de toxicité et ne devraient pas recevoir d'acétaminophène à long terme.
Présentations disponibles	Élixir, gouttes, comprimés et autres. Voir le Tableau 3 (page 44).
Interactions médicamenteuses	Une utilisation d'acétaminophène à long terne avec d'autres médicaments métabolisés au niveau du foie (ex. : phénytoin, sulfinpyrazone) peut favoriser une hépatotoxicité.

Tableau 1 : *Posologie recommandée pour des analgésiques non opiacés*

MÉDICAMENT	POSOLOGIE	
	Voie orale	**Voie rectale***
Acétaminophène[1, 2] (Tylénol et autres)	10 à 15 mg / kg / dose q 4-6 h max : 60 mg / kg / j (long terme) 90 mg / kg / j (court terme)	10-20 mg / kg / dose q 4-6h max : 60 mg / kg / j (long terme) 90 mg /kg / j (court terme)
Ibuprofène[2] (Motrin et Advil)	3 à 10 mg / kg / dose q 6-8 h	Présentation rectale non disponible
Naproxen[2] (Naprosyn)	5 à 7 mg / kg / dose q 8-12 h	Suppositoires non indiqués chez l'enfant de moins de 12 ans
Tolmétine sodique[2] (Tolectin)	Peu utilisé Enfant de + de 2 ans 5 à 7 mg / kg / dose q 6-8 h	Présentation rectale non disponible

* *La voie rectale est non recommandée à long terme chez les enfants neutropéniques ou ayant un déficit immunitaire en raison du risque d'abcès rectaux. Ne pas utiliser en présence de lésions, d'hémorragies rectales ou anales.*

1 *Voir le Tableau 2 : Présentations disponibles d'acétaminophène avec de la codéine.*

2 *Voir le Tableau 3 : Présentations disponibles des analgésiques non opiacés.*

L'acétaminophène est souvent associé à la codéine. Cette association permet d'obtenir une analgésie plus grande qu'avec l'acétaminophène seul ou avec la codéine à dose plus élevée (voir le Tableau 2 ci-dessous regroupant les différentes présentations disponibles d'acétaminophène combiné avec de la codéine).

Tableau 2 : *Présentations disponibles d'acétaminophène combiné avec de la codéine (opiacés mineurs) — Liste non exhaustive*

MÉDICAMENT	PRÉSENTATION
Tylénol, élixir à la codéine	1,6 mg / mL codéine 32 mg / mL acétaminophène
Tylénol avec codéine no 1	8 mg codéine 300 mg acétaminophène
Tylénol avec codéine no 2	15 mg codéine 300 mg acétaminophène
Tylénol avec codéine no 3	30 mg codéine 300 mg acétaminophène
Tylénol avec codéine no 4	60 mg codéine 300 mg acétaminophène
Tylénol avec codéine no 1 forte	8 mg codéine 500 mg acétaminophène
Empracet-30, Emtec-30	30 mg codéine 300 mg acétaminophène
Empracet-60	60 mg codéine 300 mg acétaminophène

Il est à noter que d'autres combinaisons peuvent être obtenues par l'utilisation de l'acétaminophène et de la codéine disponibles sous forme non combinée. Cette façon de procéder permet un ajustement plus précis des doses et cela s'avère important en pédiatrie.

L'acide acétylsalicylique (AAS) n'est pas recommandé pour le contrôle de la douleur chez les enfants en raison de son implication possible avec le syndrome de Reye (syndrome potentiellement fatal qui affecte premièrement le foie et le cerveau). Aussi n'en sera-t-il pas question davantage dans ce guide qui traite du soulagement de la douleur pédiatrique.

Tableau 3 : *Présentations disponibles des analgésiques non opiacés*[1]

MÉDICAMENT	PRÉSENTATION	
Acétaminophène		
Tylénol[4]	Élixir et suspension orale	32 mg / mL[2]
	Gouttes orales	80 mg / mL[3]
	Comprimés à croquer	80 mg et 160 mg
	Comprimés	325 mg et 500 mg
	Caplets	325 mg et 500 mg
	Capsules (Gelcaps)	500 mg
Tempra[4]	Sirop	16 mg / mL[2] et 32 mg/ml
	Gouttes orales	80 mg / mL[3]
	Comprimés à croquer	80 mg et 160 mg
Atasol[4]	Solution orale	16 mg / mL[2]
	Gouttes orales	80 mg / mL[3]
	Comprimés	325 mg
	Caplets	325 mg
Atasol-Forte[4]	Comprimés	500 mg
	Caplets	500 mg
Abénol[4]	Suppositoires	120 mg, 325 mg et 650 mg
Ibuprofène		
Motrin IB[4]	Comprimés, caplets	200 mg
Actiprofen[4]	Caplets	200 mg
Advil[4]	Suspension orale	20 mg / mL
	Comprimés, caplets	200 mg
Motrin	Suspension orale[4]	20 mg / mL
	Comprimés	300 mg, 400 mg, 600 mg
Naproxen		
Naprosyn	Suspension orale	25 mg / mL
	Comprimés	250 mg , 375 mg, 500 mg
	Co. entérosolubles	250 mg, 375 mg, 500 mg
	Co. à libération prolongée	750 mg
	Suppositoires	500 mg
Tolmétine sodique		
Tolectin	Comprimés	200 mg , 600 mg
	Capsules	400 mg

1 Ces médicaments peuvent être disponibles sur le marché sous différentes appellations. Cette liste n'est pas exhaustive.

2 Il est à noter que les formulations liquides de Tylénol, de Tempra et d'Atasol peuvent se présenter en 2 concentrations différentes.

Les anti-inflammatoires non stéroïdiens (AINS) forment un groupe de médicaments regroupant entre autres l'ibuprofène (motrin), le naproxen (naprosyn) et la tolmétine sodique (tolectin). L'utilisation de ces trois AINS chez l'enfant est bien documentée tant au Canada qu'aux États-Unis.

Les AINS ont des propriétés anti-inflammatoires, analgésiques et antipyrétiques. Même si leurs modes d'action ne sont pas parfaitement compris, on les croit liés à l'inhibition de la synthèse des prostaglandines. Les AINS ont une efficacité comparable; cependant, certains patients peuvent mieux répondre à un AINS donné.

Indications	Traitement de la polyarthrite chronique, de la polyarthrite rhumatoïde juvénile, de l'arthrose et d'autres pathologies arthritiques. Pour soulager la douleur légère à modérée accompagnée d'inflammation dans les états tels les traumatismes musculo-squelettiques. Antipyrétique.
Contre-indications	Personnes souffrant d'un ulcère gastro-duodénal ou d'une maladie inflammatoire évolutive de l'appareil digestif. Personnes hypersensibles aux AINS ou à l'AAS.
Posologie recommandée	Voir le Tableau 1 (page 42).
Effets secondaires	À dose thérapeutique, les AINS peuvent surtout entraîner des effets gastro-intestinaux (nausées, douleur abdominale, diarrhée, flatulence, vomissements, constipation, anorexie, érosion ou ulcération de la muqueuse avec ou sans hémorragie.) **Il est recommandé de prendre les AINS avec de la nourriture ou du lait pour diminuer le risque d'effets secondaires.**

(suite à la page suivante)

3 Les gouttes sont beaucoup plus concentrées que les solutions orales.

4 Disponibles sans ordonnance en pharmacie.

	Les AINS ont aussi des propriétés antiplaquettaires. À long terme et à dose élevée, il y a possibilité d'insuffisance rénale, de néphrite interstitielle, de syndrome néphrotique, de troubles d'audition et de dysfonctionnement du SNC.
Présentations disponibles	Suspension, comprimé, capsule (voir le Tableau 3, page 44).
Interactions médicamenteuses	• Les anticoagulants telle la warfarine (coumadin) • le furosémide (lasix) • le lithium • certains anti-hypertenseurs tel le propanolol (indéral) • certains agents chimiothérapeutiques tel le méthotrexate
Mise en garde	À utiliser avec prudence chez les patients dont la fonction rénale est altérée, qui ont des antécédents d'ulcères gastro-instestinaux, une diverticulite ou d'autres affections inflammatoires des voies gastro-intestinales, de même que chez les patients avec coagulopathie ou thrombocytopénie.

Les analgésiques opiacés faibles (la codéine, par exemple)

La codéine est le prototype de ce groupe. Elle possède des propriétés pharmacologiques semblables à la morphine qui sont décrites ci-après.

Indications	Douleur légère ou modérée.
Contre-indications	Hypersensibilité à la codéine.
Posologie recommandée	Voir le Tableau 5 (page 52).
Effets secondaires	Voir le Tableau 6 (page 53).
Présentations disponibles	Voir le Tableau 4 (page 48).
Interactions médicamenteuses	Effets de dépression du système nerveux central (S.N.C.) augmentés par tout médicament dépresseur du S.N.C. (ex. : sédatifs, hypnotiques, tranquillisants, etc.)

Les analgésiques opiacés forts (la morphine, par exemple)

La morphine est un opiacé puissant. En présence de douleurs sévères, elle est considérée comme un opiacé de premier choix en raison de son efficacité, de l'expérience clinique importante acquise à son sujet et de son coût. Actuellement, la morphine est l'opiacé de référence auquel on compare les autres opiacés utilisés pour contrôler la douleur. Principale composante de l'opium, la morphine est un opiacé naturel.

Indications	Douleur sévère.
Contre-indications	Les mêmes que les autres opiacés.
Posologie recommandée	Voir le Tableau 5 (page 52). La morphine peut être utilisée à des doses variables qui sont ajustées selon les besoins et la réponse du patient. La dose adéquate de morphine est celle qui procure un soulagement de la douleur avec un minimum d'effets secondaires. Dans le cas de douleurs évolutives, la dose est titrée graduellement en fonction de la réponse du patient. Il n'existe pas de dose maximale théorique. La morphine peut également s'administrer par différentes voies ou schémas posologiques (par voie orale, par voie intraveineuse ou sous-cutanée, par bolus, par perfusion continue, etc.).
Effets secondaires	Voir le Tableau 6 (pages 53-54).
Présentations disponibles	Voir le Tableau 4 (page 48).
Interactions médicamenteuses	Les mêmes que pour les analgésiques opiacés mineurs.

Prise par voie orale ou rectale, la morphine est rapidement absorbée, permettant ainsi d'obtenir un effet analgésique maximal dans une période qui varie de 20 à 60 minutes. Lorsqu'elle est administrée par voie sous-cutanée ou intramusculaire, le pic analgésique se situe environ de 30 à 60 minutes après l'injection. C'est évidemment avec l'administration intraveineuse que le pic analgésique apparaît le plus rapidement, soit en 20 minutes ou moins, dépendant de la vitesse d'administration.

Dans le cas d'un patient qui est déjà sous morphine, la dose administrée par voie parentérale est en moyenne de 2 à 3 fois plus puissante que celle administrée par voie orale.

Les actions pharmacologiques de la morphine sont multiples et sont décrites au schéma 2 (page 51).

Il existe d'autres opiacés majeurs comme l'Hydromorphone, la Mépéridine et le Fentanyl. La Mépéridine n'est pas recommandée pour un usage à long terme (voir le Tableau 5, page 52). Quant au Fentanyl, il est surtout utilisé à court terme et chez les nouveau-nés.

On retrouve, aux Tableaux 4 (page 48) et 5 (page 52), les présentations disponibles et les doses initiales recommandées pour ces médicaments; au Tableau 6, les principaux effets secondaires des opiacés.

Tableau 4 : *Présentations disponibles des analgésiques opiacés*[1]

MÉDICAMENT	PRÉSENTATION
Codéine	Sirop : 5 mg / mL Comprimés : 15 mg , 30 mg , 60 mg Comprimés à libération prolongée : 50 mg, 100 mg, 150 mg, 200 mg Solutions injectables : 15 mg / mL, 30 mg / mL, 60 mg / mL
Fentanyl (Sublimaze, Duragésic)	Solution injectable : 50 mcg / mL Dispositif transdermique : 25 mcg / h, 50 mcg / h, 75 mcg / h, 100 mcg / h
Hydromorphone (Dilaudid)	Sirop : 1 mg / mL Comprimés : 1 mg, 2 mg, 4 mg, 8 mg Capsules à libération prolongée : 3 mg, 6 mg, 12 mg, 24 mg Solutions injectables : 2 mg / mL, 10 mg / mL, 20 mg / mL et 50 mg / mL Suppositoires : 3 mg

(suite à la page suivante)

1 *Ces médicaments peuvent être disponibles sur le marché sous différentes appellations et présentations. Cette liste n'est pas exhaustive.*

Mépéridine (Démérol)	Sirop : 10 mg / mL Comprimés : 50 mg Solutions injectables : 10 mg / mL, 25 mg / mL, 50 mg / mL, 75 mg / mL, 100 mg / mL
Morphine	Sirop : 0.4 mg / mL, 1 mg / mL, 5 mg / mL, 10 mg / mL, 20 mg / mL Comprimés : 5 mg, 10 mg , 20 mg, 40 mg, 50 mg, 60 mg Comprimés ou capsules à libération prolongée : 10 mg , 15 mg , 30 mg , 60 mg , 100 mg , 200 mg Solutions injectables : 0,5 mg / mL, 1 mg / mL, 10 mg / mL, 15 mg / mL, 25 mg / mL, 50 mg / mL Suppositoires : 10 mg, 20 mg , 30 mg

Les analgésiques opiacés forts à libération prolongée

Il est recommandé de n'utiliser une forme à libération prolongée que lorsqu'on a fait l'essai et l'ajustement de la dose de morphine orale à libération régulière administrée aux 4-6 heures régulièrement. La douleur doit donc être déjà convenablement contrôlée.

Indications	Les formes de morphine à libération prolongée sont utilisées pour soulager la douleur chronique (patient atteint de cancer, utilisation à long terme, etc.). La morphine à libération prolongée se donne généralement en association avec de la morphine à libération régulière en entre-doses au besoin.
Contre-indications	Les mêmes que pour la morphine à libération régulière.
Effets secondaires	Les mêmes que pour la morphine à libération régulière. Voir le Tableau 6 (pages 53-54).
Interactions médicamenteuses	Les mêmes que pour la morphine à libération régulière.
Avantages	Amélioration de la qualité de vie et de l'autonomie de la personne. Fluctuation moins grande des concentrations plasmatiques.

(suite à la page suivante)

Pharmacocinétique	La libération prolongée est obtenue grâce à la dissolution progressive de la morphine dans un système de matrice hydrophile (Oramorph Sr), dans un système granulaire hydrophile (MS Contin), dans un système de capsule à micro granules (M Eslon); cela permet la libération continuelle de la morphine pendant environ 12 heures. La morphine à libération prolongée s'administre habituellement aux 12 heures. Il ne faut pas briser ou écraser les comprimés ou les capsules à libération prolongée (sauf lorsqu'il s'agit de comprimés sécables) afin de ne pas altérer la quantité de morphine libre et de réduire l'efficacité de la préparation. Les capsules à microgranules peuvent être ouvertes et les granules peuvent être saupoudrées sur de la nourriture molle. Il ne faut toutefois pas écraser ou croquer les granules.

Autres analgésiques

D'autres médicaments peuvent être utilisés dans des situations particulières et peuvent diminuer l'utilisation d'analgésiques opiacés. La kétamine en est un exemple. Elle est surtout utilisée chez certains patients comme analgésique associé à un opiacé quand il s'avère difficile d'ajuster les doses d'opiacés. La kétamine permet d'optimiser l'analgésie tout en diminuant les effets secondaires des opiacés (notamment la sédation); elle est aussi utilisée pour diminuer la tolérance à ces derniers. Elle est contre-indiquée en présence de troubles psychiatriques, d'hypertension ou d'hypersensibilité à ce médicament. De nombreuses recherches se poursuivent actuellement pour établir de façon plus précise les effets potentiels de ce médicament.

Les co-analgésiques

Les co-analgésiques contribuent à diminuer la douleur grâce à leurs mécanismes d'action qui sont différents de ceux des analgésiques traditionnels. Des médicaments de plusieurs classes peuvent être utilisés comme co-analgésiques : les antidépresseurs tricycliques (Élavil, Norpramin), les anticonvulsivants (Tégrétol, Dilantin), les corticostéroïdes (Décadron, Deltasone) et plusieurs autres. Ils sont le plus souvent utilisés en association avec les opiacés et à petites doses.

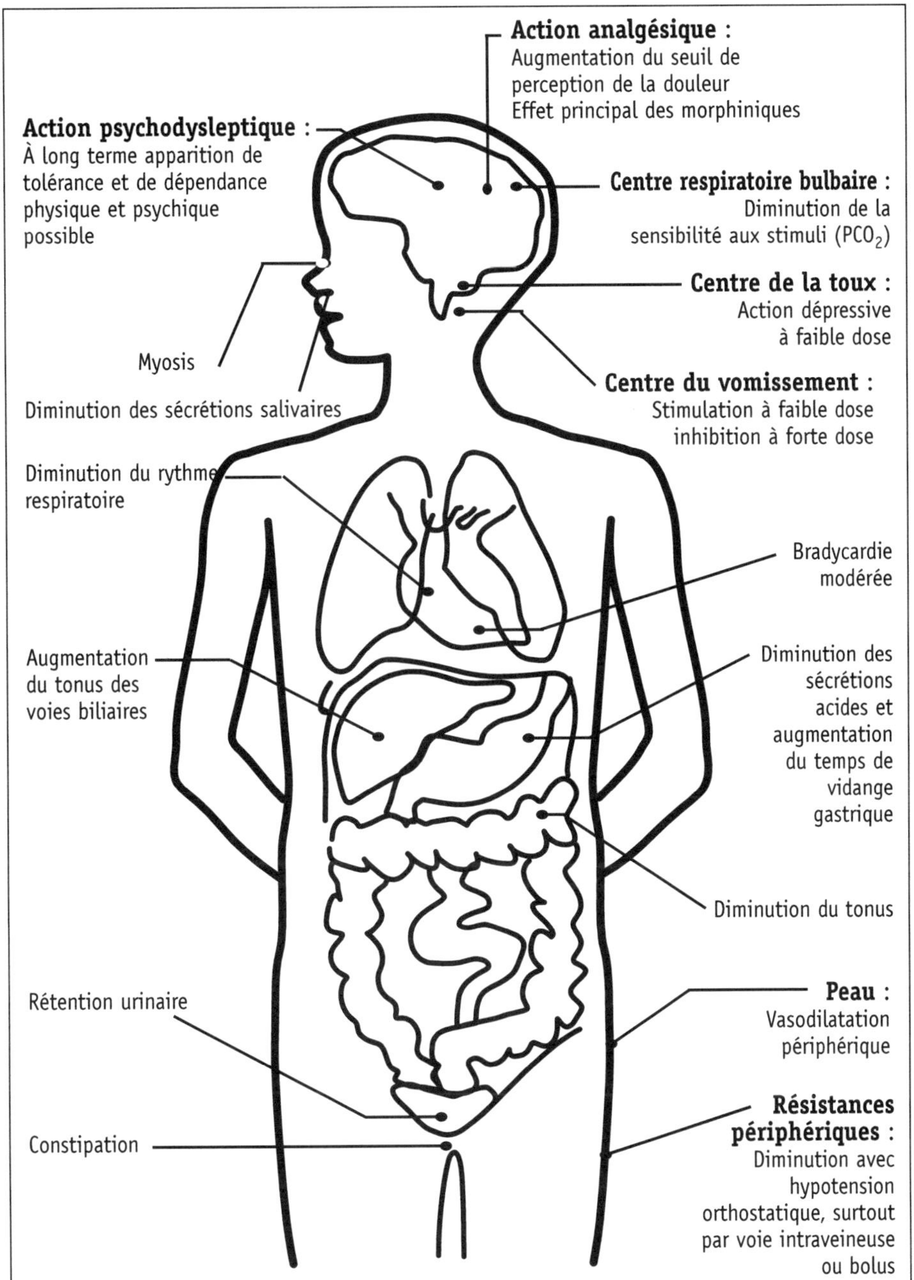

Schéma 2 : Actions pharmacologiques de la morphine

Tableau 5 : *La dose initiale et l'intervalle posologique recommandés des analgésiques opiacés pour les enfants*[1]

MÉDICAMENT	DOSE INITIALE				
	Orale	**Rectale**[2]	**Sous-cutanée intramusculaire**[3] **(bolus)**	**Intraveineuse (Perfusion intermittente)**	**Intraveineuse Sous-cutanée (perfusion continue)**
Sulfate de morphine	0,2 à 0,4 mg / kg / dose q 4-6 h	0,2 à 0,4 mg / kg / dose q 4-6 h	0,1-0,15 mg / kg / dose q 3-4 h	0,02-0,1 mg / kg / dose q 2-4 h	0,01-0,06 mg / kg /h
Sulfate de morphine (morphine à libération prolongée)	0,3 à 0,6 mg / kg / dose q 12 h				
Hydromorphone *(dilaudid)*	0,04 à 0,1 mg / kg / dose q 4-6 h	0,04 à 0,1 mg / kg / dose q 4-6 h	0,02-0,03 mg /kg / dose q 3-4 h	0,005-0,015 mg / kg / dose q 2-4 h	0,0025-0,008 mg / kg / h
Codéine	0,5-1 mg/kg /dose q 4-6 h Max. 1.5 à 2 mg / kg / dose		0,5-1 mg / kg / dose q 4-6 h	Non recommandé	Non recommandé
Fentanyl *(sublimaze)*				0,5-2 mcg / kg / dose q 1-2 h[4]	0,5-1 mcg / kg / h
Mépéridine *(Déméról)*	1-1.5 mg / kg / dose q 4-6 h		1-1.5 mg / kg / dose q 4-6 h	0,2-1 mg / kg / dose q 2-4 h[5]	0,3 mg / kg / h

1 *Les doses indiquées sont des doses initiales, c'est-à-dire des doses utilisées chez un patient n'ayant pas reçu d'analgésique narcotique au préalable. Le tableau proposé à été approuvé par la Clinique de la douleur de l'Hôpital Sainte-Justine. Les enfants âgés de moins de 3 mois devraient recevoir 25 à 50% de la dose initiale recommandée.*

Ces médicaments sont particulièrement utilisés pour différents types de douleur : douleurs neuropathiques, douleurs de compression, douleurs du membre fantôme, hypertension intracrânienne, etc.

Les co-analgésiques peuvent se retrouver aux différents paliers d'analgésie (voir le schéma en page 40).

La posologie des co-analgésiques les plus souvent utilisés est indiquée ci-après.

AMITRIPTYLINE (Élavil)	Enfant PO : 0,1-0,3 mg / kg / j hs ad 0,5-2 mg / kg / j hs ou b.i.d. ad max. : 10-25 mg hs et ad 150 mg / j
CARBAMAZÉPINE (Tégrétol)	Enfant PO : 10 mg / kg / j ad 30 mg / kg / j hs ou b.i.d. ad max : 100 mg b.i.d. ad 400 mg b.i.d.

Tableau 6 : *Action préventive des effets secondaires des opiacés*

1) Sédation ou somnolence : dans 20 % des cas.
La majorité des patients ressentent de la somnolence lorsqu'ils débutent les opiacés puissants. Il importe de rassurer l'enfant et la famille quant à la disparition de cet effet qui se produit généralement après quelques jours. Si la somnolence persiste après 3 ou 4 jours, il faut voir s'il n'y a pas d'autres raisons de l'expliquer.

2) Constipation : dans 99 % des cas.
Elle peut être très sévère si elle n'est pas traitée de façon prophylactique. On peut augmenter l'apport de fibres dans l'alimentation, encourager l'hydratation et donner des médicaments qui favorisent l'élimination; par exemple, le docusate de sodium (Colace) à une dose initiale de 5 mg / kg / j PO.

(suite à la page suivante)

2 *La voie rectale n'est pas recommandée à long terme chez les immunosupprimés.*

3 *La voie intramusculaire est à éviter pour le soulagement de la douleur, en raison de la douleur associée à l'injection.*

4 *Le Fentanyl est un analgésique à début d'action rapide et à durée d'action très courte; il est généralement utilisé en perfusion continue ou lors d'une intervention de courte durée.*

5 *La Mépéridine est non recommandée à long terme étant donné le risque d'accumulation des métabolites et des effets secondaires au niveau du système nerveux central qui provoquent des tremblements et des convulsions.*

3) Nausées/vomissements : dans 50 à 60 % des cas.
Les opiacés agissent sur les récepteurs de la zone chimiosensible qui commandent les centres de vomissement et le niveau vestibulaire.

Lorsqu'il y a des nausées, on peut utiliser, par exemple, le métoclopramide (Maxéran) à une dose initiale de 0,1 - 0,15 mg / kg / dose PO. ou I.V. q 6-8 h ou le dimenhydrinate (Gravol) à une dose initiale de 1 mg / kg / dose PO. ou I.V. q 6 h p.r.n.

4) Sécheresse de la bouche
Il convient d'expliquer à l'enfant ou à l'adolescent que les opiacés diminuent la production de salive. Il faut lui recommander de s'hydrater fréquemment, de se rincer la bouche souvent avec de l'eau et de sucer des glaçons. Les rince-bouche contenant de l'alcool sont à éviter puisqu'ils irritent la muqueuse buccale.

5) Prurit et urticaire
Le prurit peut être relié à une libération d'histamine ou à une réaction spécifique sur les récepteurs opiacés. On peut utiliser les antihistaminiques dont le diphenhydramine (Bénadryl) à une dose initiale de 1 mg / kg / dose PO ou I.V. q. 6 h ou l'hydroxyzine (Atarax) à une dose initiale de 0,5 mg / kg / dose PO q. 6 h. On peut aussi avoir recours au triméprazine (Panectyl).

6) Dépression respiratoire
La dépression respiratoire peut apparaître lorsque la dose initiale d'opiacés s'avère trop élevée au début du traitement, lorsque l'augmentation de la dose est trop rapide, lorsque les paliers d'augmentation sont trop élevés chez des patients présentant de l'insuffisance rénale ou des maladies respiratoires et lorsque la vitesse de perfusion intraveineuse est trop rapide. Il faut laisser une ampoule de Naloxone au chevet du patient et l'utiliser en titrant la dose : 10 mcg / kg / dose IV (max. 0,4 mg / dose) à répéter aux 30 secondes si besoin, jusqu'à un maximum de 10 doses. L'utilisation de doses titrées prévient une augmentation de la douleur et une réaction de sevrage, deux réactions possibles si l'antagoniste est utilisé à dose plus élevée.

Le choix de la bonne dose et de la bonne voie

La dose optimale est celle qui contrôle la douleur sans causer d'effets secondaires sévères. Les enfants, à l'exception de ceux qui ont moins de 3 mois, métabolisent les médicaments plus rapidement que les adultes. Chez les enfants, les doses initiales se calculent, pour être plus précises, en se basant sur le poids de l'enfant plutôt qu'en fonction de l'âge.

Tableau 7 - *Voies et méthodes d'administration des analgésiques chez les enfants*

Voie orale 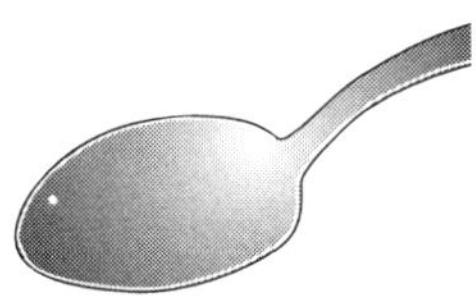	Il s'agit d'une voie économique et pratique, qui favorise l'autonomie du patient. C'est celle qu'on doit privilégier en premier lieu dans la grande majorité des situations. Des doses élevées d'opiacés par voie orale sont requises pour une analgésie parentérale équivalente. L'effet maximal des analgésiques peut n'apparaître qu'au bout de 60 minutes. Cela s'avère un inconvénient lorsqu'on recherche un contrôle rapide d'une douleur sévère.
Voies sublinguale/buccale 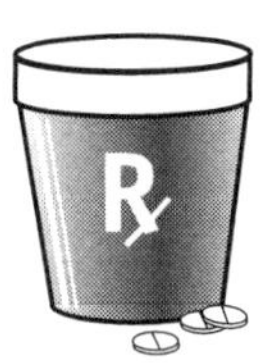	Il s'agit d'introduire sous la langue ou entre la joue et la gencive un comprimé ou un liquide. Ces voies favorisent une absorption systémique plus rapide que la voie orale. Elles évitent le premier passage par le foie, ce qui en augmente l'effet comparativement à la voie orale. Cependant, les enfants avalent souvent les comprimés; de plus, il existe peu de médicaments conçus pour être administrés par ces voies.

Voie intraveineuse (par bolus ou intermittent)

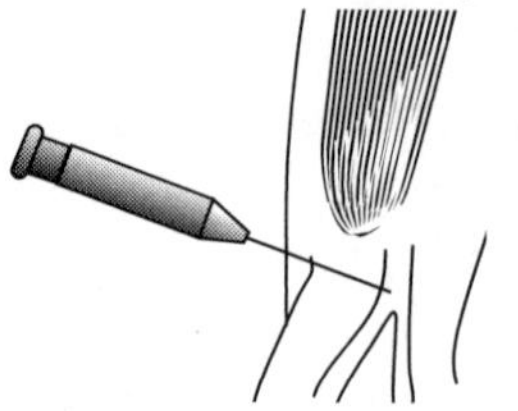

Il s'agit de la meilleure voie pour en arriver à un contrôle rapide d'une douleur sévère. Elle agit en 5 minutes. Elle est à privilégier lors de douleurs aiguës, de traitements et d'interventions brèves ou lorsque la voie orale n'est pas accessible.

Voie sous-cutanée intermittente ou en perfusion continue par un microperfuseur

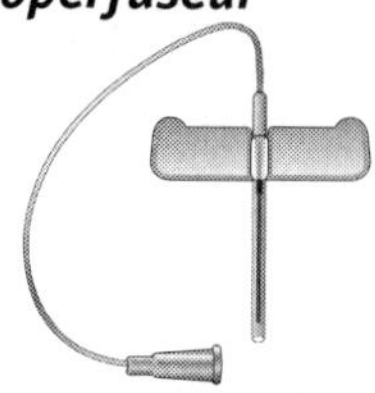

Cette voie est utilisée quant la voie orale ou la voie intraveineuse n'est pas accessible.

Elle génère une concentration sanguine équivalente à la voie intraveineuse.

L'analgésie contrôlée par le patient (par voie I.V. ou s.c.)

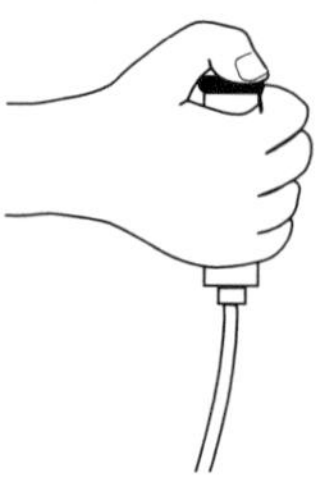

Lorsqu'on parle d'une analgésie contrôlée par le patient, on fait généralement référence à l'autoadministration des médicaments.

Il s'agit d'une administration qui peut être faite par intraveineuse ou par sous-cutanée, aussi bien en milieu hospitalier qu'à domicile. Il existe différents types de pompes portatives ou non. Elles permettent toutes de perfuser des médicaments sans risque de dépasser les doses permises.

Ces pompes sont utilisées chez les enfants de plus de 5 ans qui peuvent faire le lien entre «presser sur le bouton» et soulager leur douleur. Elles peuvent servir dans différentes situations : en postopératoire, lors de douleurs provoquées par le cancer, etc.

L'enfant et la famille ont besoin d'un enseignement approprié. S'il y a lieu, les parents peuvent assister les très jeunes enfants dans l'autoadministration des médicaments.

Voie rectale

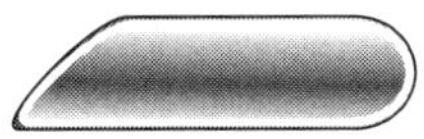

La voie rectale est une alternative aux voies orale et parentérale, mais elle présente un taux d'absorption variable.

Elle est à éviter en présence de muqueuses fragiles chez les personnes immunosupprimées, souffrant de cancer, etc.

Voie intramusculaire

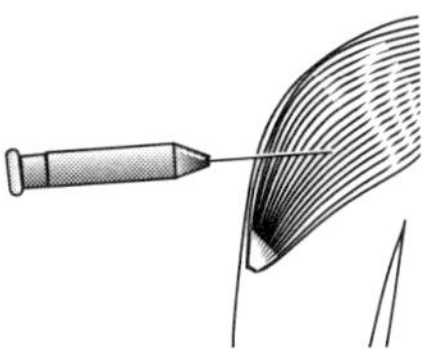

La voie intramusculaire est à éviter car elle est douloureuse pour les enfants. Certains médicaments comme la mépéridine (Démérol) peuvent causer des dommages tissulaires.

Voie transdermique

La voie transdermique ne se prête qu'à un nombre restreint d'utilisations.

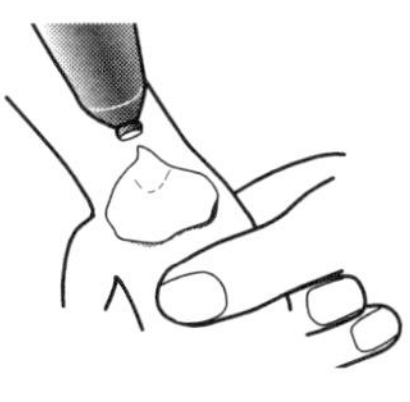

1) Emla (eutectic mixture of local anesthetics). Il s'agit d'une crème à base de lidocaïne et de prilocaïne. Elle produit une anesthésie de la peau d'une durée maximale de 4 heures. Elle est indiquée dans les cas de traitements tels que les biopsies cutanées et l'installation de l'aiguille coudée pour un accès vasculaire sous-cutané; cependant, elle doit être appliquée une heure avant le traitement et recouverte d'une pellicule adhésive. Cette crème ne peut être utilisée chez l'enfant avant l'âge de 6 mois, car ses agents sont éliminés par le foie et leur action est prolongée. L'utilisation est restreinte en raison de son coût élevé.

2) LET (lidocaïne, épinéphrine, tétracaïne). Ce liquide produit une anesthésie de la peau 5 à 15 minutes après l'application. Il est utilisé lors de l'application de points de suture. Il ne doit pas être mis sur des muqueuses en raison du risque élevé d'absorption et de toxicité.

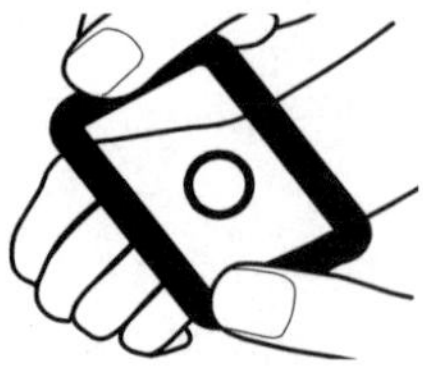

3) Le fentanyl transdermique est approuvé pour le soulagement continu de la douleur stable. Toutefois, sa sécurité et son efficacité n'ont pas encore été établies pour les enfants de moins de 12 ans.

Inhalation

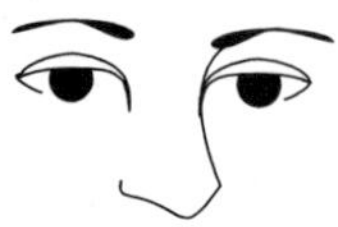

L'inhalation peut servir à l'administration d'anesthésiants (protoxyde d'azote par exemple).

Voie épidurale

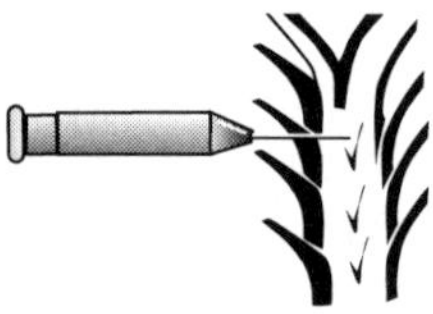

La voie épidurale peut être utilisée en postopératoire pour une clientèle hospitalisée présentant des douleurs de courte durée ou pour une clientèle en phase terminale.

Elle implique la mise en place d'un cathéter dans l'espace épidural afin d'assurer une administration continue ou intermittente d'opiacé (avec ou sans un anesthésique local comme la bupivacaïne). Cette analgésie a un effet plus direct sur les récepteurs opiacés dans la moelle épinière. Elle maintient un niveau stable de médication et une analgésie de longue durée.

La voie épidurale nécessite une surveillance étroite de la respiration (monitoring) car elle peut causer une dépression respiratoire 10 heures après le retrait du cathéter*.

* *Il existe des protocoles d'analgésie épidurale. À titre d'exemple, voir l'Annexe 3, aux pages 86 et 87, qui reproduit le protocole de l'Hôpital Sainte-Justine.*

Blocs des nerfs périphériques

Une grande variété de blocs peuvent faciliter le soulagement de la douleur durant les traitements. Après un traumatisme ou une chirurgie, les blocs des nerfs périphériques permettent de diminuer les besoins systémiques d'analgésiques.

Le choix du bon moment

Le bon moment pour administrer les analgésiques dépend du type de douleur. Une stratégie adéquate pour assurer un soulagement continu de la douleur (voir le Tableau 8) consiste en l'élaboration d'un horaire préventif de prescription couvrant les 24 heures. Si on attend le retour de la douleur pour donner l'analgésique, le soulagement se fera plus tardivement ; le patient alterne alors entre la zone toxique et la zone sous-thérapeutique et, par conséquent, il se situe moins souvent dans la zone thérapeutique. Cette situation entraîne souvent à long terme une utilisation plus grande d'analgésiques pour en arriver à un contrôle moins optimal de la douleur. Le tableau 9 illustre une stratégie inadéquate.

Tableau 8 : Stratégie adéquate

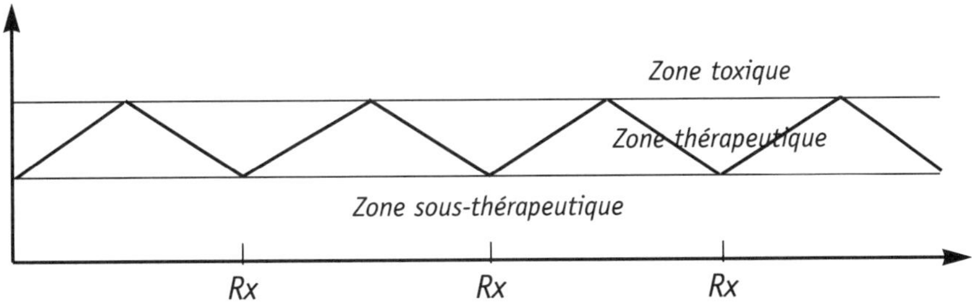

Stratégie adéquate où le patient a toujours un taux suffisant d'analgésique dans le sang pour se maintenir dans la zone thérapeutique.

(Voir le Tableau 9 à la page suivante)

Tableau 9 : Stratégie inadéquate

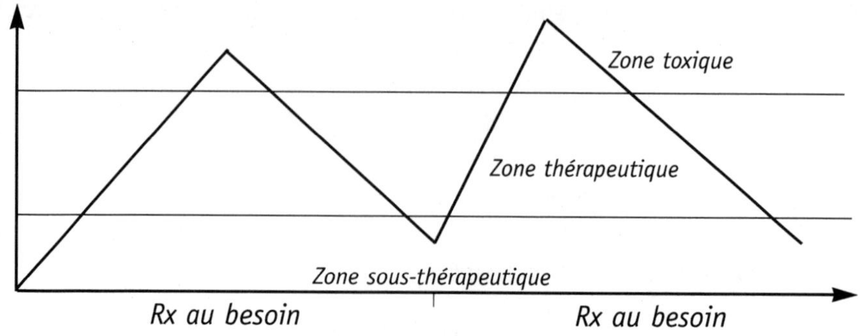

CHAPITRE 6

Les méthodes non pharmacologiques

Les méthodes non pharmacologiques de soulagement de la douleur ne remplacent pas les moyens pharmacologiques. Cependant, leur utilisation permet un plus grand soulagement. Les professionnels de la santé et, en particulier, les infirmières peuvent jouer, à leur égard, un rôle déterminant dans ce domaine en enseignant ces méthodes à l'enfant et à sa famille.

Des stratégies générales

On retrouve dans les écrits de Donna L. Wong [9] certaines stratégies générales pour favoriser la prise en charge.

- Établir une relation de confiance avec l'enfant et les parents.
- Identifier les expériences antérieures de douleur et les moyens non pharmacologiques de soulagement utilisés.
- Préparer l'enfant à un traitement ou à une intervention (changement de pansement, ponction de moelle, ponction lombaire, prise de sang, biopsie sous anesthésie, etc.).
- Encourager les parents à rester si possible avec l'enfant lors de l'intervention ou du traitement.
- Expliquer à l'enfant et aux parents les mécanismes de la douleur et les mesures de soulagement non pharmacologiques.
- Intégrer les parents à l'apprentissage d'une stratégie non pharmacologique dans le but de superviser l'enfant dans son utilisation.

- Renseigner l'enfant sur la douleur afin qu'il puisse l'exprimer.
- Intégrer l'enfant aux prises de décision pour qu'il ait le plus de contrôle possible sur la situation.
- Aviser la famille qu'une stratégie destinée à une personne ne convient pas nécessairement à une autre, chaque personne étant unique.
- Utiliser la méthode non pharmacologique avant que la douleur s'intensifie.

Des stratégies spécifiques

Les stratégies spécifiques de soulagement incluent notamment la distraction, la relaxation, l'hypnose, l'imagerie mentale, la stimulation électrique transcutanée (tens), la musique, la diminution de la stimulation environnementale, le changement de position ou le repositionnement.

La distraction

La distraction est une stratégie qui consiste à centrer l'attention de la personne sur d'autres stimuli que la douleur. Elle permet de mieux supporter la douleur, mais sans toutefois la faire disparaître. L'infirmière ou les parents peuvent utiliser cette stratégie lors de traitements ou d'interventions; elle rend la procédure moins douloureuse.

Indications

Lors de douleurs aiguës et chroniques :

- dans le cas des enfants prématurés, il convient d'utiliser des stimuli appropriés : écouter de la musique instrumentale douce, chanter, calmer l'enfant après une procédure. Il faut prévoir des périodes de répit entre les traitements ou les interventions;
- pour des enfants d'âge préscolaire et d'âge scolaire lors d'interventions brèves; la distraction augmente l'effet d'un analgésique. Il faut que l'enfant soit capable de se concentrer sur le nouveau stimulus offert et qu'il puisse comprendre les instructions.

Exemples de méthodes de distraction

- Chanter et suivre le rythme de la musique avec la tête ou les mains.
- Écouter une histoire enregistrée sur cassette ou de la musique.
- Regarder la télévision.
- Être avec des visiteurs.
- Raconter une histoire avant et pendant une intervention.

La relaxation

La relaxation contribue au relâchement de la tension musculaire par un contrôle volontaire. L'objectif est de diminuer l'anxiété et le stress. La relaxation favorise une baisse du rythme cardiaque, de la consommation de l'O_2, de la tension artérielle et une augmentation des ondes alpha.

Comme toutes les méthodes non pharmacologiques, la relaxation ne fait pas disparaître la douleur; toutefois, elle amène l'enfant ou l'adolescent à se détendre et elle rend la douleur plus tolérable. Un cercle vicieux, fait de douleur, de tension musculaire, d'anxiété et de stress peut s'installer. En favorisant le relâchement de la tension musculaire, la relaxation contribue à diminuer aussi la tension émotionnelle; cela a pour effet de réduire l'anxiété et d'augmenter le seuil de tolérance à la douleur.

Indications

- Chez les prématurés, la diminution des stimulations sonores, visuelles et kinesthésiques reproduit partiellement l'environnement utérin où il aurait dû compléter sa maturation. Dans la plupart des cas, les mesures de contention peuvent être remplacées par le port de mitaines. Ceci ne limite pas les mouvements comme la préhension main-bouche, moyen d'autoconsolation important chez les nouveau-nés.
- Chez les enfants âgés de 2 à 5 ans, le fait, par exemple, de souffler pour faire des bulles favorise la détente et peut diminuer le rythme respiratoire lors de traitements ou d'interventions.

- Chez les enfants d'âge scolaire et les adolescents, la relaxation peut induire un sommeil plus rapide et de meilleure qualité. Le recours à une méthode de relaxation donne l'impression aux jeunes d'avoir plus de contrôle sur la situation. Cela peut aussi améliorer la réponse au stress et à la douleur et diminuer la tension musculaire; comme conséquence, on réduit la douleur, on rend l'analgésie plus efficace et on diminue l'anxiété.
- Les méthodes de relaxation demandent un entraînement régulier et une pratique quotidienne. Différentes méthodes de relaxation existent dont celle de Jacobson.
- Celle-ci consiste à focaliser l'attention sur la contraction et la détente d'un muscle. Il s'agit de se concentrer sur les sensations liées à la contraction volontaire et, par la suite, de se détendre en provoquant un relâchement musculaire.

L'hypnose

L'hypnose est un état d'altération de la conscience qui diffère de l'état d'éveil et de l'état de sommeil. Elle s'apparente à la méditation. La personne expérimentant cet état de transe voit ses perceptions et ses sensations altérées. On note des caractéristiques de cet état : la suspension temporaire du jugement et l'assimilation rapide des données internes ou externes. Dans le contexte du soulagement de la douleur, cette technique prend le nom d'hypnoanalgésie. Elle est souvent utilisée en cas de migraines. Cette technique demande une formation particulière.

L'imagerie mentale

Cette technique, décrite par de nombreux auteurs, fait appel à l'imagination de l'enfant ou de l'adolescent et a pour objectif de diminuer le stress. L'imagerie permet à l'enfant de recréer à l'intérieur de luimême des sensations agréables. Les événements imaginés peuvent provenir du passé ou être une anticipation. Cette technique permet de modifier la sensation de douleur en donnant à l'enfant un contrôle conscient plus grand.

Les effets bénéfiques de l'imagerie mentale ressemblent sensiblement à ceux de la relaxation.

En faisant appel à l'imagerie mentale, on peut amener l'enfant d'âge scolaire ou l'adolescent à un état de détente par le recours à une technique de relaxation.

Voici un exemple d'utilisation de la technique de l'imagerie mentale inspiré de Donna L. Wong et Lucille F. Whaley[10] :

Demander à l'enfant ou à l'adolescent :

1) De fermer les yeux ou de fixer un objet.

2) D'identifier une expérience antérieure heureuse ou un événement imaginaire qu'il aimerait vivre.

3) De décrire ce qu'il voit, où il va, et de suggérer différentes possibilités d'événements ou d'images. On peut également proposer des images ou des événements (ex.: sentir le vent dans les cheveux, sentir le sable chaud sous les pieds).

4) Encourager l'enfant ou l'adolescent à écrire, à enregistrer l'événement heureux sur cassette et à l'écouter au besoin.

La stimulation électrique transcutanée (le tens)

Le tens est un appareil qui envoie un courant électrique à faible voltage par l'entremise d'électrodes placées sur la peau. La plupart des tens sont portatifs et fonctionnent avec des piles de 9 volts.

Illustration de l'appareil et de ses différentes composantes

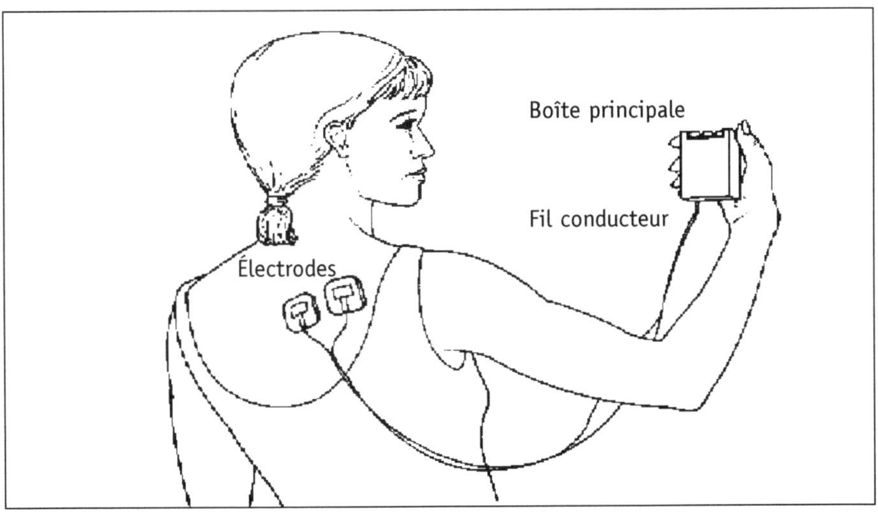

Le mécanisme d'action du tens n'est pas connu, mais on croit que l'appareil module les entrées de messages de douleur à la moelle épinière et provoque une libération d'endorphine.

Indications (pour les enfants de plus de 4 ans)

- En présence de douleurs postopératoires.
- Lors d'étirements musculaires, de spasmes ou de douleurs lombaires.
- En prévention des iléus liés à l'usage des narcotiques.
- En présence d'une douleur localisée plutôt que diffuse.

La stimulation électrique transcutanée est une méthode relativement sans danger et d'utilisation locale. Après avoir reçu un enseignement approprié, le patient peut utiliser seul l'appareil. S'il y a lieu, le tens peut être combiné à un analgésique.

Les contre-indications

- Chez les enfants prématurés et les nouveau-nés, car le contact de l'appareil sur la peau peut causer une réponse physiologique inappropriée et augmenter le rythme cardiaque.
- Chez l'enfant porteur d'un stimulateur cardiaque (pacemaker) ou présentant un problème cardiaque.
- Près des carotides, car il y a possibilité d'un choc vagal.
- Sur les yeux.
- Dans le cou ou sur la tête de patients ayant des problèmes vasculaires.
- Dans toute cavité comme la bouche.
- Sur les brûlures ou les plaies ouvertes.
- Sur la peau irritée.
- En présence de douleurs prolongées.

L'utilisation du tens nécessite un enseignement. De plus, on devrait l'appliquer d'abord sur le bras d'un parent avant de l'installer à l'enfant; cette approche lui montre que le tens ne provoque pas de douleur chez sa mère ou chez son père. Par la suite, on peut installer le tens sur le bras de l'enfant et lui faire ajuster la décharge électrique. Finalement, on demande à l'enfant d'appliquer l'appareil à l'endroit prévu pour le soulagement.

La musique

La musique est susceptible de soulager la douleur en procurant un effet de bien-être et un sentiment de contrôle. L'écoute de la musique procure certains effets physiologiques : la capacité de diminuer ou d'augmenter l'énergie musculaire ainsi que celle d'abaisser le pouls et la tension artérielle. Sur le plan psychologique, la musique réduit l'anxiété et permet à la personne de centrer son attention sur une sensation plus agréable.

Il importe de vérifier les préférences musicales de l'enfant avant d'y avoir recours; cela permettra de mieux orienter le choix fait.

Il existe 3 types de patients :

- Celui qui joue de la musique et qui s'implique activement, soit en pratiquant sur un instrument, soit en composant ou en chantant dans un groupe.
- Celui qui écoute de la musique, principalement à la radio ou sur cassette.
- Celui qui relie la musique à un événement heureux (une fête, un mariage, etc.).

Le recours à la musique devrait se faire en tenant compte du contexte des soins. L'enfant peut, par exemple, apporter les audiocassettes qu'il aime entendre.

Autres stratégies : mesures de confort

Le changement de position ou le repositionnement et la diminution de la stimulation environnementale sont d'autres moyens qui peuvent aider à soulager la douleur.

Cette approche est essentielle chez l'enfant prématuré qui ne peut exprimer sa douleur de façon facilement décodable.

Aider le bébé à maintenir une position dite fœtale l'amène à se recentrer sur lui-même et à se sécuriser. Cette position diminue aussi grandement l'acquisition de mauvaises habitudes posturales, source d'inconfort et de retard moteur potentiel.

Diminuer les stimulations environnementales agressantes laisse moins prise à l'acquisition de mécanismes de défense nécessaires lors de l'agression, mais néfastes à long terme si utilisés de manière répétitive.

CONCLUSION

Le soulagement de la douleur est une approche thérapeutique légitime; il contribue au bien-être physique et émotionnel d'une façon significative et il devrait être évalué aussi attentivement que les signes vitaux. Soulager la douleur doit se retrouver au cœur des priorités.

Le personnel soignant et, en particulier, les infirmières ont un rôle-clé à jouer dans la réussite de la prévention et du soulagement de la douleur. Une documentation plus riche et plus variée ainsi que la consignation régulière des éléments recueillis auprès de l'enfant et de sa famille ne peuvent que procurer à l'équipe de soins une meilleure connaissance et une plus grande compréhension du phénomène de la douleur.

Il importe également d'éveiller l'intérêt des proches de l'enfant et des intervenants à cette réalité qu'est la douleur. La collaboration de l'enfant ainsi que celle de sa famille et de tous les membres de l'équipe interdisciplinaire est nécessaire. Le soulagement de la douleur doit être intégré à toute pratique de soins, tant pour des raisons humanitaires que pour des considérations éthiques. Cela favorise un rétablissement plus rapide de l'enfant et évite des séquelles traumatiques.

Ce guide a comme objectif principal de susciter chez le personnel infirmier et chez l'ensemble des professionnels de la santé une prise de conscience face à la douleur de l'enfant, à sa prévention et à son soulagement. Le document a aussi ses limites; aussi souhaitons-nous voir l'émergence de nombreuses recherches portant sur des sujets précis comme la douleur des brûlés en postchirurgie. Cela ne pourra qu'améliorer notre pratique de soins en regard de la douleur.

Annexes

Annexe 1

Perception et transmission du message douloureux

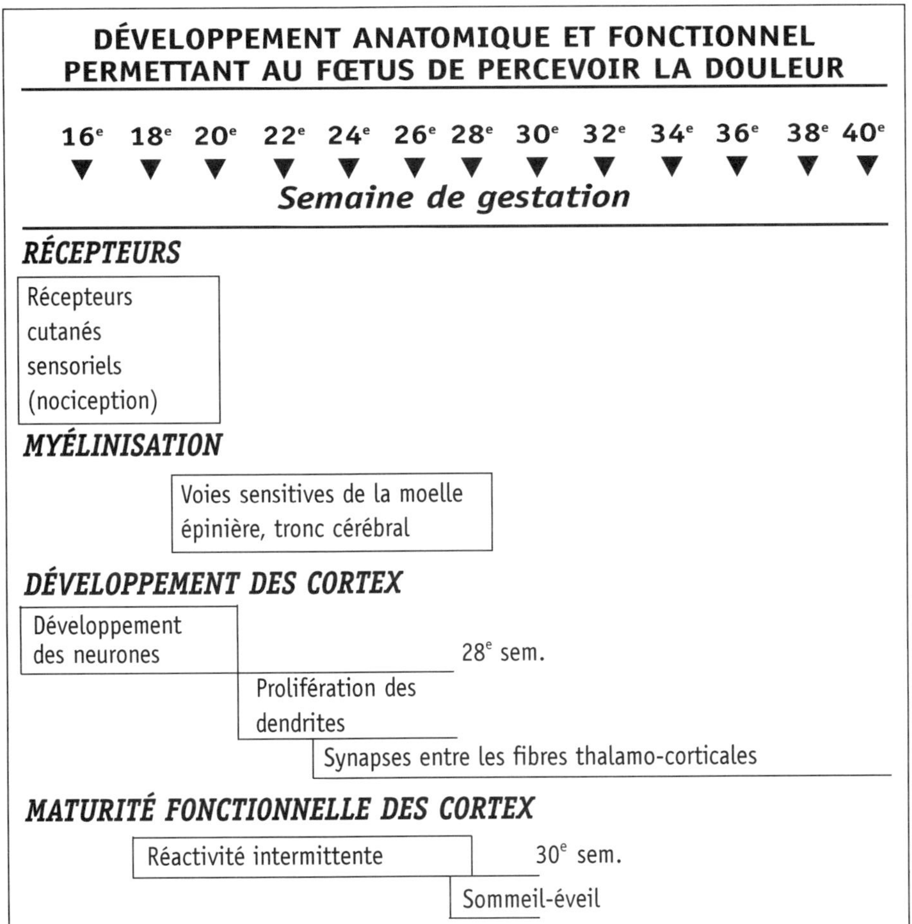

* *Tiré de : Bradley, P. et Perreault, M, La douleur chez le prématuré, Hôpital Royal-Victoria, 1992. Reproduit avec l'autorisation des auteurs.*

Schéma 3 : *Perception et transmission du message douloureux*

Ce schéma indique que les récepteurs cutanés sont fonctionnels dès la 20e semaine de grossesse et que la myélinisation est complétée dès la 29e semaine de grossesse. Cependant, le développement et la maturité fonctionnelle ne sont pas terminés avant la 40e semaine de grossesse.

I. La perception et la transmission

La perception douloureuse résulte du cheminement d'un influx nerveux nociceptif qui va de la périphérie à la moelle épinière, puis au cerveau et ensuite aux centres supérieurs (thalamus, cortex: voir la figure 1).

A) Le système périphérique

Le message douloureux prend naissance au niveau des nocicepteurs qui sont des terminaisons nerveuses libres amyéliniques situées dans les muscles, la peau et la paroi des viscères.

Les nocicepteurs sont des récepteurs sensitifs qui captent les excitations douloureuses. Il en existe 2 types :

- les mécanorécepteurs qui répondent à des stimulations mécaniques directes;
- les nocicepteurs polymodaux qui répondent à des stimulations mécaniques, thermiques et chimiques.

Les nocicepteurs cutanés apparaissent dès la 5e semaine de gestation et la totalité des nocicepteurs est en place dès la 20e semaine de gestation (voir le schéma de la page précédente).

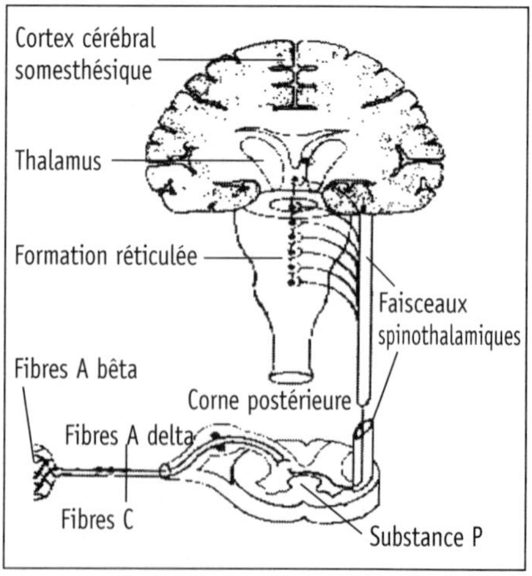

Figure 1 Voies de transmission des stimuli nociceptifs

Le message est ensuite véhiculé jusqu'à la moelle épinière (dans la corne postérieure) par des fibres afférentes : les fibres fines A delta (conduction rapide) et les fibres C (conduction lente) acheminent les messages douloureux, et les grosses fibres A bêta sont les neurofibres du toucher (voir la figure 1).

B) La moelle épinière

La moelle épinière constitue le premier relais des voies de nociception.

À ce niveau, la transmission centrale des fibres fines est réalisée par le neurotransmetteur de la douleur, la substance P (voir la figure 1).

La suite des événements est mal connu, mais il semble que le message douloureux traverse la moelle et entre dans les faisceaux spinothalamiques qui montent jusqu'au thalamus. De là, les influx sont relayés à l'aire somesthésique du cortex en passant par la formation réticulée du tronc cérébral (voir la figure 1).

C) Les centres supérieurs

Le message douloureux est ensuite transmis jusqu'au cortex cérébral (où a lieu la discrimination et la localisation de la douleur) dans différentes zones :

- Aire de réception de la sensibilité = cortex pariétal
- Centre d'intégration de la douleur = substance réticulée du tronc cérébral (cellules nerveuses disposées en réseau le long du tronc cérébral).

Certaines neurofibres montent directement au thalamus, ce qui permet à l'aire somesthésique de déterminer la cause et l'intensité de la douleur.

II. La modulation

De la périphérie au centre nerveux, le message douloureux est modulé par différents systèmes de contrôle d'origine médullaire et supra médullaire.

A) Médullaire

Sur son trajet, l'influx nerveux nociceptif rencontre des barrages qui modulent le message douloureux. Il s'agit de la théorie du portillon de Wall et Melzack, 1982 (voir la figure 2)[11].

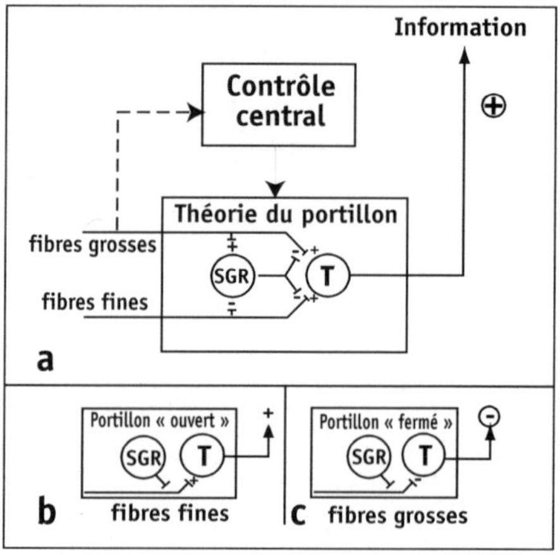

Figure 2 Diagramme schématique du fonctionnement du portillon. Dans la substance gélatineuse de Rolando (SGR), se trouve l'interneurone, avant le premier relais ou première synapse : ce neurone est appelé présynaptique. À l'état de base, ce neurone est « muet » et permet le passage de toutes les informations (tactiles et douloureuses). a) Si une information nociceptive brutale survient, l'information conduite par les fibres fines n'est pas arrêtée : il y a douleur. b) Le système est ouvert. Si l'on active les fibres de gros calibre, elles excitent le neurone qui freine l'influx des petites fibres nociceptives : la douleur ne passe pas ou est assourdie. c) Le système est fermé.

Cette théorie stipule qu'un message douloureux est transmis des nocicepteurs périphériques au système nerveux central. Un mécanisme neurophysiologique situé dans la corne postérieure de la moelle épinière sert de portillon permettant la diminution ou l'augmentation de la transmission douloureuse des fibres périphériques jusqu'au cerveau. La corne postérieure de la moelle n'a pas qu'une fonction de relais synaptique des voies de la sensibilité douloureuse, mais elle possède également un rôle de modulation.

La transmission des impulsions nerveuses, provenant des fibres afférentes vers les cellules de transmission (T) de la moelle épinière, est modulée par un mécanisme de contrôle spinal situé dans la substance gélatineuse de Rolando qui constitue la partie sensitive de la corne postérieure de la moelle épinière.

Le mécanisme de contrôle spinal réagit en fonction d'une quantité relative d'activité dans les fibres à gros diamètres A bêta et à petits diamètres A delta et C. L'activité dans les grosses fibres tend à inhiber la transmission (fermer le portillon) alors que celles de petites fibres tend à faciliter la transmission sensitive (ouvrir le portillon) laissant ainsi pénétrer le message nociceptif vers les voies spino-thalamiques (voir la figure 2).

La modulation de la transmission douloureuse s'expliquerait par la force relative des influx circulant dans les fibres des petits et de gros calibres au niveau de la corne postérieure. Les fibres de gros calibres ont un effet inhibiteur sur l'activité de petites fibres.

On peut activer des fibres de gros calibres par la chaleur, le froid, le massage ou l'électrostimulation transcutanée. En frottant doucement la peau, l'activation des fibres A bêta libère de l'enképhaline, bloque la transmission médullaire et calme la douleur.

En effet, les fibres A bêta, situées dans les cornes postérieures, forment des pré-synapses excitatrices avec de petits interneurones libérant de l'enképhaline (voir la figure 3).

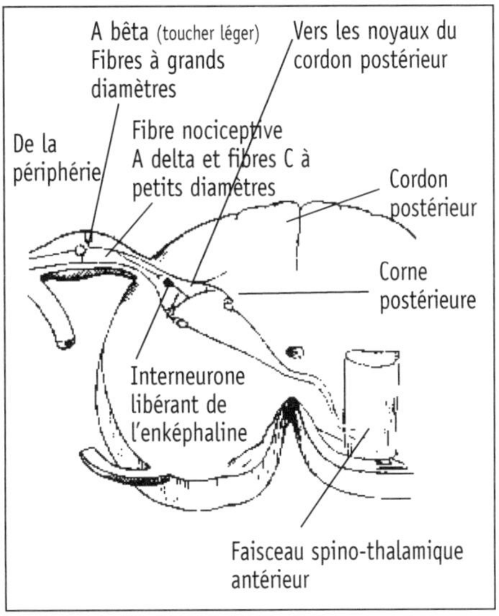

Figure 3

Dans les années 1970, plusieurs chercheurs ont mis en évidence l'existence de récepteurs stéréospécifiques de la morphine; en particulier les récepteurs Mu, Kappa, Sigma, qui sont localisés au niveau médullaire (corne postérieure, substance gélatineuse de Rolando).

En 1975, la découverte de la MET enképhaline a permis de formuler une hypothèse sur la modulation des messages nociceptifs au niveau de la moelle. Selon cette hypothèse, LA LIBERATION DE LA SUBSTANCE P PAR LA FIBRE C POURRAIT DIMINUER OU BLOQUER LA MET ENKEPHALINE PRODUITE PAR L'INTERNEURONE. LA MET ENKEPHALINE SE FIXERAIT SUR LES RECEPTEURS MORPHINIQUES DE LA FIBRE C (voir la figure 4).

Il existe 3 classes de récepteurs morphiniques endogènes :

- les endorphines Mu
- les enképhalines Delta
- les dynorphines Kappa

Elles ont les mêmes propriétés que les morphines exogènes; elles induisent, après fixation sur les récepteurs morphiniques, une analgésie plus ou moins importante.

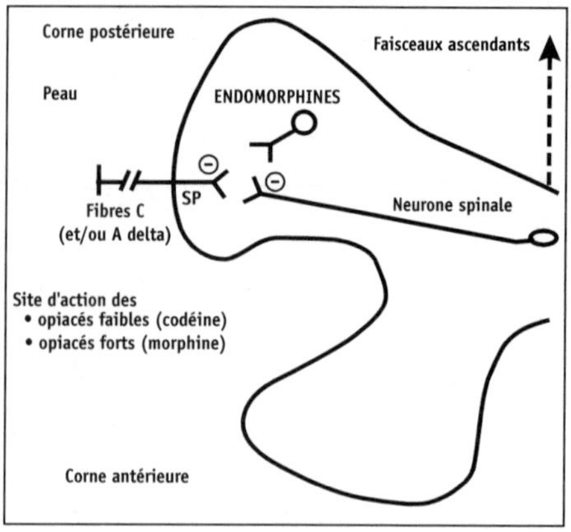

Figure 4

Il existe 2 mécanismes fondamentaux dans la pathogénie de la sensation douloureuse :

1. *Les douleurs par excès de nociception ou de surafférrentation.* Ces douleurs, qui sont les plus fréquentes, proviennent d'une augmentation de la réception d'information portée par les FIBRES A delta et C secondaires à une agression viscérale ou somatique. On les retrouve dans les processus inflammatoires, dans les stimulations mécaniques ou lors de phénomènes ischémiques.

2. *Les douleurs par déafférentation neuropathique*, plus rares, résultent d'une lésion des voies afférentes périphériques ou centrales se traduisant par un défaut des systèmes inhibiteurs de la transmission nociceptive (ex. : douleur du membre fantôme, névralgie post herpétique, douleurs cicatricielles postchirurgicales). Dans ce cas, les signaux périphériques sont mal transmis au cerveau.

B) Supra médullaire

Les stimulations du système nerveux central vont provoquer la mise en action de systèmes morphiniques endogènes activant les voies descendantes sérotoninergiques.

Leur rôle sera d'inhiber les décharges des cellules de la corne postérieure impliquées dans la transmission des messages douloureux. Certaines régions du cortex cérébral et certaines structures du tronc cérébral sont aussi mises en action.

ANNEXE 2

Grille d'évaluation de la douleur

INDICATEURS NON VERBAUX

1. Pleurs / difficile à contrôler
2. Gémissement / cris
3. Irritable
4. Faciès crispé / saillie des sourcils
5. Protection de la zone douloureuse / rigidité du corps / battement des jambes
6. Diminution des activités / Diminution de la concentration

ÉCHELLE DE LA DOULEUR

1. Échelle visuelle analogue
2. Faciès

EFFETS SECONDAIRES

1. Nausées / Vomissements
2. Prurit
3. Constipation
4. Dépression respiratoire
5. Rétention urinaire
6. Somnolence

ÉVALUATION

Date	Hre	Auto-éval.		Ind n verb.	Ech. Sed.	Eff. Sec.	Critères physiologiques Signes vitaux					Médication*
		Ech	Pts				Pls	R.	TA	T°	Sat	

Encercler le site de douleur initiale :

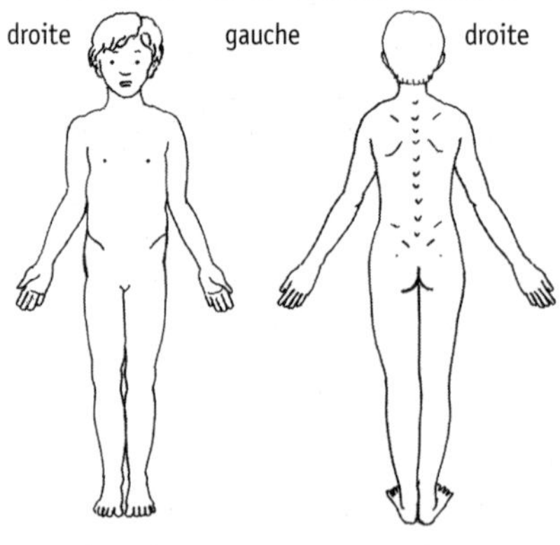

Init.	Signature

Hôpital Sainte-Justine

ÉCHELLE DE SÉDATION

1. Endormi, sans réaction aux stimuli
2. Endormi, réagit faiblement aux stimuli
3. Endormi, réagit aussitôt à un stimuli
4. Éveillé et calme
5. Éveillé, mais agité et anxieux

INTERVENTION NON-PHARMACOLOGIQUE

1. Distraction
2. Stimuli environnementaux
3. Repositionnement
4. Relaxation
5 Musique
6. Faire participer aux traitements
7. Tens

* **MÉDICATION** Analgésique non opiacé, Analgésique opiacé, Médicament contre les effets secondaires, co-analgésique

INTERVENTIONS

Médication* (suite)	Entre dose	PCA			Inter.	Autres	Init.
		mg	inj	ess			

Init.	Signature	Init.	Signature

Exemple complété

Grille d'évaluation de la douleur

INDICATEURS NON VERBAUX

1. Pleurs / difficile à contrôler
2. Gémissement / cris
3. Irritable
4. Faciès crispé / saillie des sourcils
5. Protection de la zone douloureuse / rigidité du corps / battement des jambes
6. Diminution des activités / Diminution de la concentration

ÉCHELLE DE LA DOULEUR

1. Échelle visuelle analogue
2. Faciès

EFFETS SECONDAIRES

1. Nausées / Vomissements
2. Prurit
3. Constipation
4. Dépression respiratoire
5. Rétention urinaire
6. Somnolence

ÉVALUATION

Date	Hre	Auto-éval.		Ind n verb.	Ech. Sed.	Eff. Sec.	Critères physiologiques Signes vitaux					Médication*
		Ech	Pts				Pls	R.	TA	T°	Sat	
98/2/17	8h00	1	6		4		120	20	[illegible]	37^{2}	99	morphine 4 mg IV
	9h00	1	3		4							
	10h00					2						Bénadryl 50 mg IV
	11h00	1	6			4						morphine 4 mg IV
	12h00	1	3				100	24	[illegible]	37^{4}	97	
	13h00	1	3		4							morphine 8 mg IV
	13h20	1	8	5								morphine 1 mg IV
	13h25	1	5		3							
	13h30	1	8	5	4							morphine 1 mg IV
	13h45	1	4		3							

Encercler le site de douleur initiale :

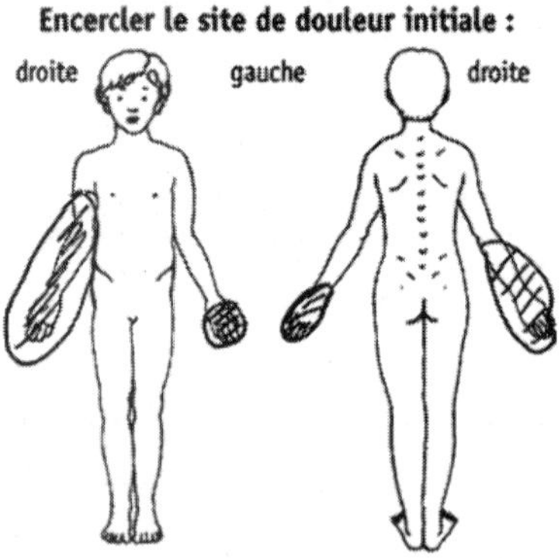

Init.	Signature
SC	[illegible]
CP	[illegible]

Hôpital Sainte-Justine

ÉCHELLE DE SÉDATION

1. Endormi, sans réaction aux stimuli
2. Endormi, réagit faiblement aux stimuli
3. Endormi, réagit aussitôt à un stimuli
4. Éveillé et calme
5. Éveillé, mais agité et anxieux

INTERVENTION NON-PHARMACOLOGIQUE

1. Distraction
2. Stimuli environnementaux
3. Repositionnement
4. Relaxation
5. Musique
6. Fa~~ire participe~~r aux traitements Participation
7. Tens

* **MÉDICATION** Analgésique non opiacé, Analgésique opiacé, Médicament contre les effets secondaires, co-analgésique

INTERVENTIONS

Médication* (suite)	Entre dose	PCA mg	PCA inj	PCA ess	Inter.	Autres	Init.
Soit 0.4 ml de 10 mg/ml					4		sc/CP
							sc
Soit 1 ml de 50 mg/100 ml							sc
Soit 0,4 ml de 10 mg/ml					3	prurit cessé	sc/CP
							sc
Soit 0,8 ml de 10 mg/ml							sc/CP
Soit 1 ml de 1 mg/ml	✓				1		sc/CP
							sc
Soit 1 ml de 1 mg/ml	✓				1		sc/CP
							sc

Init.	Signature	Init.	Signature

Annexe 3

Feuille d'observation péridurale en perfusion continue

Hôpital Sainte-Justine *Observations* *Péridurale en perfusion continue*	

Légende pour l'évaluation du niveau sensitif et du bloc moteur et échelle de sédation

Niveau sensitif

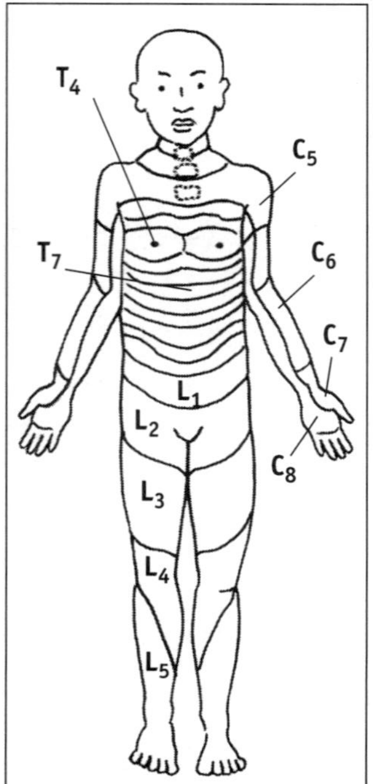

Bloc moteur
(Échelle de Bromage)

I	COMPLET	Ne bouge pas les pieds, ni les genoux
II	PRESQUE COMPLET	Bouge les pieds seulement
III	PARTIEL	Bouge les pieds et les genoux
IV	AUCUN	Bouge les pieds, les genoux et les hanches

Échelle de sédation/État de conscience

1. Endormi, sans réaction aux stimuli
2. Endormi, réagit faiblement aux stimuli
3. Endormi, réagit aussitôt aux stimuli
4. Éveillé et calme
5. Éveillé mais agité et anxieux

EVA /10 (échelle visuelle analogue)

0 1 2 3 4 5 6 7 8 9 10

absence de douleur — pire douleur

NIVEAU SENSITIF Se situe dans la zone où le patient ressent de façon aussi intense le froid qu'au site témoin. À faire seulement si perfusion d'anesthésique tel que marcaïne.

Date	Heure	TA	Pls	Resp.	T°	Sat.	Niv. Sens.		Bloc moteur	Échelle de sédation	Débit perfusion	EVA 0-10
							Gauche	Droit				

Annexe 4

Protocole d'analgésie péridurale en perfusion continue

Hôpital Sainte-Justine	
Diagnostic:	
Allergie:	
Poids (kg): Taille (cm):	
SC (m^2)	

DATE & HEURE			
	1	**Analgésie péridurale en perfusion continue:** Concentration finale: à un débit de: ____________ ml/h. 1. Le soluté pour la péridurale est préparé au département de pharmacie. 2. L'ordonnance doit parvenir à la pharmacie avant 14 h. 3. L'ordonnance est valide pour 72 heures à moins d'avis contraire du médecin. **Signature:** ____________	
	2	**Ne pas donner d'autre narcotique sauf si prescrit par l'anesthésiste.**	
	3	**Signes vitaux : Pls, TA, T°** a. q. 15 minutes pour la 1re heure post-opératoire. b. q. 30 minutes pour les 2 heures suivantes. c. q. 1 heure x 4 heures. d. q. 4 heures par la suite (sauf la nuit après le premier 24 heures).	
	4	**Prendre la respiration q. 1 heure.**	
	5	**Surveillance q. 4 heures (sauf la nuit après le premier 24 heures).** • Échelle de sédation. • EVA. • Niveau sensitif (avec glaçon) et bloc moteur. • Saturation. • Vérification des points de pression.	

DATE & HEURE		ANALGÉSIE PÉRIDURALE EN PERFUSION CONTINUE:	
	6	**Avertir l'anesthésiste si:** • Fréquence respiratoire < 10/min. • Somnolence progressive i.e. si difficile à éveiller. • Analgésie insuffisante. • Bloc moteur important i.e. si le niveau ____________ est atteint selon l'échelle de Bromage. • Si le niveau sensitif ______________ est atteint.	
	7	**Garder au chevet du patient:** • Une ampoule de Naloxone (Narcan) 0.4 mg/ml ainsi qu'une seringue à tuberculine. **Immédiatement disponible sur l'unité de soins:** • Une ampoule de Diazépam (Valium) 5 mg/ml. • Une ampoule d'Éphédrine 50 mg/ml (doit être diluée avant administration).	
	8	**Si nausées ou/vomissements:** Métoclopramide (Reglan)(0.15 mg/kg) ____________ mg dans ____________ ml de soluté de base en 15 minutes. **Si efficace**, poursuivre q. 4 heures p.r.n. Ne pas dépasser 4 doses par 24 heures. Maximum: 10 mg/dose. **Si non soulagé par Métoclopramide après 1 heure:** Dimenhydrinate (Gravol) (0.5 - 1 mg/kg) __________ mg dans __________ ml de soluté de base en 15 minutes. Répétable q. 4 heures p.r.n. Maximum: 5 mg/kg/24 h.	
	9	**Si Prurit:** • Réassurance, compresses d'eau fraîche. • **Si sévère: Naloxone (Narcan) (2 mcg/kg)** ________ dans ____________ ml de soluté de base en 5 - 10 min. Si efficace, poursuivre q. 2 heures p.r.n. pour un total de 3 doses par 24 heures. • **Si non amélioré par la première dose de Naloxone après 30 min.:** **Diphenhydramine (Benadryl)** (0.5 mg/kg) __________ mg dans __________ ml de soluté de base en 15 minutes. Si efficace, poursuivre q. 4 heures p.r.n. Maximum: 30 mg/dose.	
	10	**Sonde urinaire à demeure si globe vésical ou si n'a pas uriné après 6 h.**	
	11	**Vérifier le pansement q. 8 heures.**	
	12	**Maintenir une voie intraveineuse perméable.**	
	13	**Garder de l'oxygène et un appareil à succion au chevet.**	
	14	**Contacter l'anesthésiste si nausées, vomissements, prurit non soulagés par médication prescrite.**	

Signature:______________________

Les ordonnances doivent comprendre la signature du médecin et son numéro de permis.

Annexe 5

Clinique de la douleur de l'Hôpital Sainte-Justine (Montréal)

Philosophie

La clinique de la douleur de l'Hôpital Sainte-Justine a commencé ses activités en mai 1992.

Les membres de l'équipe pluridisciplinaire :

- valorisent une approche globale de l'enfant en processus de douleur;
- choisissent des moyens thérapeutiques adaptés à chaque patient (type de maladie, espérance de vie);
- privilégient des méthodes qui laissent l'enfant mobile et autonome le plus longtemps possible même en phase terminale;
- favorisent la continuité des soins par une communication efficace avec l'équipe soignante;
- ont une préoccupation éthique en regard du soulagement de la douleur.

Buts

- Utiliser de façon optimale tous les moyens disponibles pour soulager la douleur et en développer de nouveaux.
- Améliorer les connaissances sur la douleur et sur son soulagement.

Objectifs généraux

- Offrir à la clientèle de l'hôpital une expertise concernant le soulagement de la douleur aiguë et chronique chez l'enfant et chez les adultes.
- Conseiller le personnel médical et paramédical de l'hôpital sur les thérapeutiques antalgiques.
- Offrir de la formation au personnel paramédical et médical de l'hôpital afin de le sensibiliser aux mythes et aux préjugés liés à la question de la douleur et afin de l'aider à développer des habiletés dans ses relations avec les enfants en processus de douleur.
- Soutenir sur le plan psychosocial le personnel médical et paramédical.
- Participer à la formation universitaire du personnel médical et paramédical dans le cadre des activités cliniques.
- Initier des projets de recherche.
- Favoriser l'échange de connaissances et de services avec des intervenants qui doivent composer avec une clientèle d'enfants en processus de douleur.

Objectifs spécifiques

- Prévenir la douleur liée :
    - à l'anxiété;
    - à la maladie;
    - aux nombreuses techniques diagnostiques et thérapeutiques;
    - aux effets secondaires des traitements.

- Développer et utiliser des mesures d'évaluation de la douleur.
- Répertorier et diffuser les protocoles d'analgésie déjà existants.
- Mettre au point des protocoles d'analgésie de première ligne pouvant être gérés par les équipes traitantes.

- Mettre au point des protocoles d'adjuvants de première ligne pouvant être utilisés par les équipes traitantes.
- Mettre au point des protocoles pour le contrôle des effets secondaires causés par le traitement analgésique.
- Évaluer périodiquement l'efficacité de ce protocole.
- Approfondir et maintenir les connaissances sur le soulagement de la douleur.
- Effectuer de la recherche clinique pour améliorer les traitements analgésiques et diminuer les effets secondaires.

Composition de l'équipe

L'équipe pluridisciplinaire de la clinique de la douleur est composée de professionnels cliniciens pouvant permettre l'évaluation des différents aspects de la douleur (physique, psychologique, social) et l'utilisation de thérapeutiques appropriées au problème diagnostiqué.

Tous les membres participent, selon leur spécialité, à l'atteinte des objectifs de la clinique.

La clinique regroupe :

- les spécialités médicales : anesthésie, pédiatrie, pédopsychiatrie;
- les soins infirmiers;
- les pharmaciens.

D'autres professionnels (physiothérapeute, travailleur social, physiatre, rhumatologue, oncologue, chirurgien, neurologue, etc.) sont appelés en consultation au besoin.

Consultations compilées depuis 1995

Voici le nombre de consultations données par la clinique de la douleur depuis sa création :

	Internes	Externes
1995-1996	105	116
1996-1997	115	
1997-1998	325	
Soins palliatifs (1995-1998) :		24

Formation

La clinique, au fil des ans, est devenue un véritable centre de formation. Des professionnels et des intervenants viennent y faire des stages et de la recherche. Des membres de la clinique vont à l'extérieur pour donner des conférences ou animer des ateliers sur la douleur et son soulagement.

Coordonnées

Clinique de la douleur
Hôpital Sainte-Justine
3175, chemin de la Côte-Sainte-Catherine
Montréal (Québec) H3T 1C5

Téléphone : (514) 345-4976
Télécopieur : (514) 345-4829

Courrier d'éditique : anesth-sj@citenet.net

Annexe 6 Échelle des comportements verbaux et non verbaux

Comportements	ABSENT	PRÉSENT
1. Pleure	[ ]	[ ]
2. Est difficile à consoler	[ ]	[ ]
3. Est irritable / de mauvaise humeur	[ ]	[ ]
4. S'isole	[ ]	[ ]
5. Dort mal la nuit	[ ]	[ ]
6. A l'air triste / grimace	[ ]	[ ]

Comportements	ABSENT	PRÉSENT
7. Semble inconfortable	[ ]	[ ]
• au repos	[ ]	[ ]
• au mouvement	[ ]	[ ]
• à la mobilisation	[ ]	[ ]
8. Se crispe	[ ]	[ ]
9. A une diminution de l'appétit	[ ]	[ ]
10. A une baisse dans ses activités de jeu	[ ]	[ ]
11. A des difficultés de concentration	[ ]	[ ]

Description des comportements

1. Pleure : larmes, sanglots, pleurs silencieux, gémissements.
2. Est difficile à consoler : mouvement incontrôlable, refus de réconfort physique.
3. Est irritable / de mauvaise humeur : manifestations d'hostilité et de mécontentement, repousse toute approche.
4. S'isole : se replie sur soi, se retranche dans son monde intérieur, apathie, indifférence.
5. Dort mal la nuit : réveils fréquents, sommeil agité, cauchemars.
6. A l'air triste / grimace : grimaces, visage apathique ou figé, froncements de sourcils.
7. Semble inconfortable
   - au repos : évite tout contact ou toute position qui pourrait éveiller sa douleur
   - évite la mobilisation ou l'utilisation d'une partie de son corps
8. Se crispe : Poings serrés, crispation du visage, tension musculaire évidente.

Bibliographie

McGrath et al. (1990). *Report of the Subcomittee on Assessment and Methodology Issues in the Management of Pain in Childhood Cancer.* Pediatrics, 06 (5) Supp. p. 814-817.

KATZ et col. (1980). *Procedure Behavior Rating Scale (PBRS)*. Traduit par A Gauvain-Piquard (1989) dans A Gauvain-Piquard, E. Pichard-Léandri (dir) : *La douleur chez l'enfant*, (p. 51). Paris : Meds/McGraw-Hill.

Jay et ELLIOT (1981). *Observation of Behavioral Distress (OSBD)*. Traduit par A Gauvain-Piquard (1989) dans A Gauvain-Piquard, E. Pichard-Léandri (dir) : *La douleur chez l'enfant*, (p. 52). Paris : Meds/McGraw-Hill.

GAUVAIN-PIQUARD, A. (1985). *Échelle douleur de l'enfant*. Institut Gustave-Roussy dans A Gauvain-Piquard, E. Pichard-Léandri (dir) : *La douleur chez l'enfant*, (pp. 56-59). Paris : Meds/McGraw-Hill.

Échelle conceptualisée par le Dr Thérèse St-Laurent et Mme Marie-France Côté, Hôpital Sainte-Justine

RÉFÉRENCES

1. Mc Caffery, M., Wong, D. (1993), Nursing Interventions for Pain Control in Children. In Schechter, N., Berde, C., Yaster, M. *Pain in Infants, Children and Adolescents*. Baltimore: William and Wilkins, p. 295.

2. Anand, KS, Hickey, Pr. (1987). Pain and its effects in the human neonate and fetus. *New England Journal of Medicine*, vol 317, no 21, pp. 1321-1347.

3. Fishman, B. (1990) in Chapman, C.R. (1993). La souffrance et sa relation avec la douleur. *Les Annales de soins palliatifs*. Montréal: Centre de bioéthique, Institut de recherches cliniques de Montréal, no. 2. p. 5.

4. McGrath, P. (1990). *Pain in Children*. New-York: Guilford Press. p. 13.

5. Johntson, C., Stevens, B. (1990). Pain assessment in newborns. *Journal of Pediatric Neonatal Nursing*, vol. 4, no 2, pp 41-52.

6. Hester, N., Barcus, C., in Wong D.L. (1997). *Whaley & Wong's Essentials of Pediatric* Nursing. St. Louis: Mosby, p. 623.

7. Wong, D.L. (1997). *Whaley & Wong's Essentials of Pediatric Nursing.* St. Louis: Mosby, p. 624.

8. Bernstein, B., Pachter, L., (1993). Cultural considerations in children's pain. In Schechter, N., Berde, C., Yaster, M. *Pain in Infants, Children and Adolescents*. Baltimore: William and Wilkins, pp. 113-119.

9. Wong, D.L. (1997). *Whaley & Wong's Essentials of Pediatric Nursing.* St. Louis: Mosby. p. 634

10. Wong, D.L. (1997). *Whaley & Wong's Essentials of Pediatric Nursing.* St. Louis: Mosby. p. 634

11. Melzack, R., Wall, P.D. (1982). *Le défi de la douleur.* Montréal: Chenelière et Stanké, Paris : Maloine, p. 80.

BIBLIOGRAPHIE

Abu-Saad, H., Holzemer, W.L. (1981). Measuring children's self-assessment of pain. *Issues in Comprehensive Pediatric Nursing,* vol. 5, pp. 337-349.

Anand, KS, Hickey, PR. (1987). Pain and its effects in the human neonate and fetus. *New England Journal of Medicine,* vol. 317, no. 21, pp. 1321-1347.

Auclair, F., Munn, B., Pelletier, E., St-Laurent, S., Villeneuve, É. (1995). *Guide posologique pratique du traitement antalgique et des mesures associées.* Montréal: Hôpital Sainte-Justine, Clinique de la douleur.

Befekadu, E. (1993). La souffrance : clarification conceptuelle. *Revue canadienne de recherche en sciences infirmières.* vol. 25, no.1, pp. 7-21.

Bernstein, B., Pachter, L. (1993). Cultural considerations in children's pain. In: *Pain in Infants, Children and Adolescents.* Baltimore: William and Wilkins.

Beyer, J.E., Aradine, C.R. (1988). Content validity of an instrument to measure young children's perceptions of the intensity of their pain. *Journal of Pediatric Nursing,* vol. 1, no. 6, pp. 386-395.

Beyer, J.E., Aradine, C.R. (1988). Convergent and discriminant validity of a self-report: Measures of pain intensity. *Children's Health Care,* vol. 16, no. 4, pp. 274-282.

Bonica, J. (1990). *The Management of Pain.* Philadelphia: Lea et Febiger.

Boughton, K., Blower, C., Chartrand, C., Phyllis, D. (1998). Impact of research on pediatric pain assessment and outcomes. *Pediatric Nursing,* vol. 24, no. 1, pp. 31-35.

Bournaki, M.C. (1994). *Notes de cours sur la douleur chez l'enfant.* Montréal: Université de Montréal, Faculté des sciences infirmières.

Bradshaw, C., Zeanah, P.D. (1986). Pediatric nurses assessments of pain in children. *Journal of Pediatric Nursing,* vol. 1, no. 5, pp. 314-322.

Brunner, Suddarth (1994). *Soins infirmiers en médecine et chirurgie.* Vol. 4, Montréal: Éditions du Renouveau Pédagogique.

Cardona, L. (1994). Behavioral approaches to pain and anxiety in the pediatric patient. *Child and Adolescent Psychiatric Clinics of North America*, vol. 3, no. 3, pp.449-464.

Chapman, C.R. (1993). La souffrance et sa relation avec la douleur. *Les Annales des soins palliatifs*. Montréal: Centre de bioéthique, Institut de recherches cliniques de Montréal. no. 2, pp. 4-22.

Chapman, C.R., Bonica, J. (1985). *Chronic Pain: Current Concepts*. The Upjohn Company.

Clark, J Kalan, G. (1995). Effective treatment of severe cancer pain of the head using low dose ketamine in an opioid tolerant patient. *Journal of Pain and Symptom Management*, vol. 10, no. 4, pp. 310-314.

Côté, M.F. (1993). *L'enfant en phase terminale et sa famille.* Programme de soins et d'enseignement. Montréal: Publications de l'Hôpital Sainte-Justine.

Cyrenne, L., Boudreau, J. et Letendre, F. (1996). *Analgésie péridurale continue.* Montréal: Hôpital Sainte-Justine, Secteur développement et promotion des soins.

Cyrenne, L., Laliberté, A., Legrand, C., Letendre, F. et Matthews, S. (1995). *Projet d'implantation d'un protocole d'administration d'analgésique par voie épidurale à l'unité de soins*. Montréal: Hôpital Sainte-Justine.

Deglin, J.H., Vallerand A.H. (1996). *Guide des médicaments.* Montréal: Éditions du Renouveau Pédagogique.

Eland, J.M., Anderson, J.E. (1977). *The Experience of Children in Pain : A Sourcebook for Nurses and Other Health Professionals.* Boston : Little, Brown and Co.

Ferell, B. F.,Whedon, M., et Rollins, B. (1995). Pain and quality assessment improvement. *Journal of Nursing Care Quality,* vol. 9, no. 3, pp. 69-85.

Fishman, B. (1990) in Chapman, C.R. (1993). La souffrance et la relation avec la douleur. *Les Annales des soins palliatifs.* Montréal: Centre de bioéthique, Institut de recherches cliniques de Montréal, no. 2, p. 3.

Gauvin-Piquard, A. et Meignier, M. (1993). *La douleur de l'enfant.* Paris: Calmann Lévy.

Green, W.H., Kowalik, S.C. (1994). Psychopharmacologic treatment of pain and anxiety in the pediatric patient. *Child and Adolescent Psychiatric Clinica of North America.* vol. 3, no. 3, pp.465-483.

Helou, A. (1993). *Nursing Management of Chronic Pain.* I.A.S.P. Refresh Course, pp. 173-176.

Hester, N., et Barcus, C. (1986). Assessment and management of pain, in Pediatrics : Nursing Update 1 (14) : 3. in Wong, D. (1997). *Whaley & Wong's Essentials of Pediatric Nursing.* St. Louis: Mosby, p. 623.

Humbert, N. (1989). *La douleur: un cri du corps et de l'âme.* Genève: Éd Victor Attinger.

Johnston, C., Stevens, B. (1990) Pain assessment in newborns. *Journal of Perinatal and Neonatal Nursing,* vol. 4, no. 1, pp. 41-52.

Jordan-Marsh, M., Yoder, L., Hall, D., Watson, R., (1994). Alternate oucher form testing : gender, ethnicity and age variation. *Research in Nursing and Health,* vol. 17, pp. 111-118.

Keith, B., et al. (1996). Comparison of morphine and morphine with ketamine for postoperative analgesia. *Canadian Journal of Anaesthesia,* vol. 43, no. 3, pp. 212-215.

Krechel, S.W., Bildner, J. (1995). CRIES: a new neonatal postoperative pain mesurement score. *Paediatric Anaesthesia*, vol. 5, no. 1, pp. 53-61.

Kuttner, L. (1996). *A Child in Pain: how to help, what to do.* Hartley & Marks.

Lawrence Librach S. (1992). *Le manuel de la douleur: principes et problèmes de la gestion de la douleur causés par le cancer.* Montréal: Pegasus Health Care.

McCaffery, M., (1996). Guidelines Pain Control. *Pain Assessment and Intervention in Clinical Practice.* St-Mary's Hospital Center.

McCaffery, M., Beebe, A. (1989). *Pain Clinical Manual for Nursing practice.* St. Louis: Mosby.

McCloskey, J.C., Bulechek, G.M. (1997). *Nursing Interventions Classification* (NIC). St. Louis: Mosby.

McGrath, P. (1987). *Pain in Children and Adolescents.* Amsterdam: Elsevier.

McGrath, P., Finley, G., Ritchie, J. (1994). *Pain, Pain Go Away : Helping Children with Pain.* Association for the Care of Children's Health.

McGrath, P. (1990). *Pain in Children: Nature, Assessment and Treatment.* New York: Guilford Press.

Melzack, R., Wall, P.D. (1982). *Le défi de la douleur.* Montréal : Chenelière et Stanké; Paris: Maloine, pp. 203-220.

Muller, A., Lemos, D. (1996). Douleurs cancéreuses : effet bénéfique de l'adjonction de kétamine au mélange morphine-clonidine-lidocaine administré par voie intrathécale. *Annales Française d'Anesthésie et de Réanimation*, vol. 15, pp. 271-276.

Powers, D.M. (1987). Rating of pain from postoperative children and their nurses. *Nursing Papers/Perpectives en Nursing,* vol. 19, no. 4, pp. 49-58.

Raj, P. (1992). *Practical Management of Pain*. St. Louis: Mosby.

Rauen, K.K. (1989). Children use of patient-controlled analgesia after spine surgery. *Pediatric Nursing*, vol. 15, no.6, pp. 589-593.

Rawlins, R.P. (1988). *Clinical Manual of Psychiatric Nursing*. St. Louis: Mosby.

Ross and Ross (1988). Childhood pain : current issues, research and practice. in Schechter, N., Berde, C., Yaster, M. (1993). *Pain in Infants, Children and Adolescents*. Baltimore: William et Wilkins.

Schob, M. (1994). *La douleur.* Paris: Flammarion.

Stevens, B.J., Johnston, C.C., Grunaw, R. (1995). Issues of assessment of pain and discomfort in neonates. *JOGNN,* vol. 24, no. 9, pp. 849-856.

Von Kaenal, J.M., (1995) *Souffrances : corps et âmes, épreuves partagées.* Paris: Éd. Autrement.

Whaley, L.F., Wong, D.L. (1990). *Clinical Manual of Pediatric Nursing*. St. Louis: Mosby.

Whaley, L.F., Wong, D.L. (1991). *Nursing Care of Infants and Children*. St. Louis: Mosby.

Wong, D.L. (1997). *Whaley & Wong's Essentials of Pediatric Nursing*. St. Louis: Mosby.

Wrobel, J. (1997). *L'infirmière et la douleur.* Paris: Institut UPSA de la douleur. 2e éd.

DOCUMENTS AUDIOVISUELS :

*Les enfants de la douleur** (1993). Vidéo réalisé par Nago Humbert avec l'assistance de Jacques Viau et Jean-Louis Martin. Montréal: Hôpital Sainte-Justine, Clinique de la douleur. 1 vidéocassette VHS, coul., 52 min.

Un enfant est mort... la douleur des autres (1994). Vidéo réalisé par Nago Humbert avec l'assistance de Jacques Viau. Montréal: Hôpital Sainte-Justine, Clinique de la douleur. 1 vidéocassette VHS, coul., 53 min.

* *Prix Armand Frappier catégorie Formation du personnel et gestion, Montréal Festival Vidéo Santé 1994.*

AGMV MARQUIS
Québec, Canada
1999